이시형 박사

면역이 암을 이긴다

copyright ⓒ 2017, 이시형
이 책은 한국경제신문 한경BP가 발행한 것으로
본사의 허락 없이 이 책의 일부 또는 전체를 복사하거나 전재하는 행위를 금합니다.

이시형 박사

면역이 암을 이긴다

이시형 지음

한국경제신문

프롤로그

면역력 회복의 길을 찾아서

흔히들 정신과 면역은 거리가 먼 분야라고 생각한다. 나 역시 면역에 관심을 갖게 되기 전까지는 그렇게 생각했다. 정신과 수련의 시절, 내가 있던 예일대학교 병원의 다나클리닉Dana Clinic은 정신과의 한 분과分科로 종합병원의 일반 병동에서 상담과 자문을 하는 곳이었다. 암 치료 팀이 회진할 때 함께 가서 환자의 정신 상태에 대한 자문에 응하고 필요한 경우 상담 치료를 한다. 암 환자들은 예외 없이 엄청난 스트레스에 시달리는데 우울, 불안, 불면을 비롯해 자살까지 생각하는 환자도 있다. 더 놀라운 점은 대부분의 환자들이 사실은 암 진단 전부터 심한 스트레스에 시달리고 있었다는 점이다. 여기에 암 선고를 받고 환자의 몸과 정신은 설상가상의 상태가 된다.

1960년대 후반의 암 치료법은 주로 수술에 의존했다. 방사선과 항암제 치료가 막 시작될 무렵이었고 환자들은 새로운 치료 기법에 큰 희망을 걸었다. 하지만 불행히도 열병에 해열제 같은 신통술은 없었다. 오히려 환자의 상태는 쇠약 일로에 빠져들었다. 저런 몸으로 치료를 감당해낼 수 있을까? 암보다 사람이 먼저 죽을 지경이었다. 결국 치료가 중단되기도 하는 등 부작용이 여간 심각하지 않았다. 이런 환자에게 지금 당장 필요한 건 약도, 정신 치료도 아니다.

면역력 회복이다.

어떤 주치의는 "암의 크기가 줄어들었다. 조금만 더 항암 치료를 하자"며 강권한다. 하지만 크기가 줄어든다고 완치된다는 뜻은 아니다. 그러다 재발이라도 되면 면역력 제로인 상태에서 무슨 재주로 어떻게 치료할 것인가. 나는 주치의 팀도 아니고 정신과 수련의 신분이라 뭐라고 거들 수는 없었지만 그런 환자들을 보고 있자니 아주 딱했다. 이것이 면역에 관심을 갖게 된 계기였다. 이때부터 암과 스트레스에 대해 공부하기 시작했다. 당시 주임교수였던 팻 맥케그니Pat McKegny 교수가 한 말은 지금도 귀에 생생하다.

"언젠가 암 환자 주치의를 정신과 의사가 맡을 날이 올 것이다."

수련을 마치고 귀국 후 대학병원에 근무하면서도 암과 스트레스에 대한 관심은 여전했다. 특히 강원도 홍천에 자연의학 캠프를 열면서는 이 방면의 공부를 하지 않을 수 없게 됐다. 생활환경과 습관을 개선함으로써 인간이 본래 타고난 자연치유력을 보강해 고혈압, 당뇨, 암 등 생활습관병을 예방하고 치유하자는 목적으로 설립된 곳이다. 한편 날로 발전하는 의학은 면역 분야도 예외가 아니어서 지금은 '정신신경면역'으로 불릴 정도로 복잡하게 발전해왔다. 면역에서 정신이 그만큼 중요해진 것이다. 그러나 '정신-신경-면역'을 아울러 쓴 문헌이나 책은 일반인이 읽기 쉽게 쓰인 것이 별로 없다.

홍천에 세워진 선마을은 병원도 아니고 암 전문 치료기관은 더구나 아니다. 그러나 이른바 표준 치료를 마친 환자들이 회복이나 요양을 위해 찾아오는 경우가 점점 늘고 있다. 그동안 이곳에서도 암 프로그램이 간간이 시행되긴 했지만 체계적이지는 못했다. 암 환자는 점점 늘어나고 내방은 자꾸 늘어나는데, 그들이 갈 만한 곳은 그리 많지 않은 것이다. 그만큼 치료 후 사후 관리는 잘 이뤄지지 않는 게 현실이다. 그래서 일반인은 물론 암 환자들을 위한 누구나 쉽게 이해할 수 있는 면역에 대한 책을 쓰지 않을 수 없었다. 쉽게 쓴다고 했지만 기본적인 이론 부분에서는 난해한 구석도 있을 것이다. 읽기가 어렵다면 그 부분은 건너뛰고 실용적인 부분만 읽어도 좋다.

  이 책이 나오기까지 많은 분들의 가르침과 조언이 있었다. 동료 오강섭, 소영규, 정정엽, 그리고 암 면역 치료 분야의 황성주 박사, 유영석 박사, 일본의 아보 토오루, 아리타 히데호 교수의 친절한 가르침은 잊을 수 없다. 선마을 설립 당시 노고를 아끼지 않은 자연의학연구원 팀, 생활습관연구의학회 팀은 물론 선마을 스태프들, 어려운 여건에도 이곳의 설립 이념을 그대로 살려 운영하시는 윤재승 회장에게 존경과 감사의 말을 전한다.

이시형

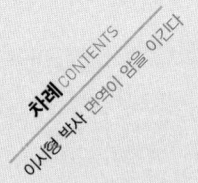
차례 CONTENTS
이시형 박사 면역이 암을 이긴다

프롤로그_면역력 회복의 길을 찾아서 004

1장 면역이란 무엇인가
면역이 곧 생명력이다 —— 016
치료를 넘어 치유로 —— 019
면역력 증강의 비밀 —— 022
면역에 작용하는 마음의 힘 —— 026
마음 관리가 면역 관리인 이유 —— 028
신체의 병을 정신으로 치료하다 —— 032
스트레스와 면역 —— 034
유전이냐 습관이냐 —— 037
● 섬진강에서 온 편지 —— 038

2장 치병의 비밀, 면역력
면역의 주력부대, 면역세포 —— 044
과립구 인간 vs. 임파구 인간 —— 045
● 나이와 면역 —— 051

3장 장과 면역
면역의 70퍼센트는 장이다 —— 054
장의 상재균과 면역 —— 055
유산균의 자연치유력 —— 058

변비에 걸리면 안 되는 이유 —— 060
당신의 식생활 습관은 건강합니까 —— 062
● 토종닭으로 끓인 삼계탕은 왜 맛이 좋을까 —— 071

4장 암과 면역의 관계
일부가 아닌 전체를 보라 —— 074
암과 스트레스 —— 076
암은 어떻게 만들어지는가 —— 079
잘못된 생활습관이 암을 만든다 —— 085
스트레스가 야기하는 암의 시작 —— 087
● 9회말 2아웃, 스트레스는 어느 정도일까 —— 089

5장 무엇이 암을 이기는가
암 자체보다 인간 전체를 보라 —— 094
환자도 치료의 참여자다 —— 095
긍정적인 생각은 유전보다 강하다 —— 096
암에 완치는 없다 —— 097
대치의학의 한계 —— 099
체온을 관리하라 —— 100
● 정신과 의사가 암 주치의가 된다면 —— 102

6장 암 공포에서 벗어나는 법
암, 결코 서두를 필요 없다 —— 107
협진 시스템을 갖춘 병원 —— 108
암의 공포에서 벗어나기 —— 109
재검을 피하지 마라 —— 111
인간의 놀라운 복원력 —— 112
● 예쁜 복숭아 —— 113

7장　암 치료는 어떻게 이뤄지는가

긍정적인 진두엽이 면역을 강화한다 —— 119
세컨드 오피니언을 구하라 —— 120
암의 3대 표준 치료 —— 122
3대 암 치료는 필수다? —— 125
최고의 암 치료는 예방이다 —— 126
항암제 공포 —— 128
암이 싫어하는 환경 —— 130
● 암은 사람마다 다르다 —— 131

8장　회복과 면역

암 완치를 위한 생활면역요법 —— 134
치료 후 복병, 면역 공백기 —— 136
마음 치료의 중요성 —— 138
때로는 치료를 중단해야 한다 —— 140
수술 후 회복은 면역에 달려 있다 —— 142
항암제보다는 생활 혁명을 —— 143
재발해도 절망은 금물이다 —— 145
● 완화 케어 —— 147

9장　자연치유력의 힘

암은 스트레스다 —— 150
누구나 쉽게 걸리고 쉽게 낫는 병 —— 152
시상하부와 DNA —— 154
무엇이 암을 만드는가 —— 157
암은 누구나 걸린다 —— 159
암세포가 좋아하는 환경 —— 161
암은 운이 아니다 —— 162
스트레스를 털어내 암을 예방하라 —— 164

스트레스에 적응해 면역력을 높여라 —— 166
성을 내도, 화를 참아도 면역력은 떨어진다 —— 168
자연면역요법 —— 170
● 선마을, 자연치유력으로 병을 치유하고 예방하다 —— 171

10장 면역력을 높이기 위한 실천 노트
생활환경 —— 174
생활습관 —— 189
● 건강한 유전자를 위해 —— 213

11장 마음 치료를 위하여
암 환자들의 고민은 무엇인가 —— 216
끝까지 함께 간다는 용기의 말 —— 223
● 암이 주는 축복 —— 232

12장 암이 주는 깨달음
인생의 내공이 무르익다 —— 238
'즐겁게' 원칙 —— 240
아프면 더욱 절감하는 인간관계의 어려움 —— 242
고민 없는 사람도 있나? —— 244
암을 앓으면 철학자가 된다 —— 246
비움과 버림 —— 248
진실은 언제나 통한다 —— 250
자신의 위대함을 발견하다 —— 254
고약한 생활습관이 사라지다 —— 256
인간력을 기른다는 것 —— 258
● 색스 교수 이야기 —— 260

에필로그_삶의 목표를 정하라 261

1

면역이란 무엇인가

면역이란 무엇인가

의학은 자연치유력에서 비롯된다. 면역을 이야기하기 전에 자연치유력부터 시작하는 이유다. 사실 인간에게 내재된 자연치유력이 없다면 의학 자체가 성립되지 않는다. 이 중요한 기능은 인간이 유사 이래 쌓아온 DNA에 각인된 생명의 기초요, 생활의 지혜. 이를 일명 '방어 체력'이라 부르는 것도 이런 까닭이다. 우리를 질병으로부터 방어해주는 위대한 힘이다.

어떻게 하면 무병장수할 수 있을까? 그 비결은 인류의 유전인자에 각인돼왔고 우리는 태어나면서 이 위대한 유산을 엄마로부터 받는다.

자연치유력은 크게 세 가지로 구성된다.

- **항상성 유지 기능**: 어떤 조건에서든 인간의 체내 환경을 항상 일정하게 유지하는 기능이다. 더우면 땀을 흘려 몸을 식히고 추우면 몸을 떨어 열을 생산한다. 이렇게 항상성 homeostasis을 유지함으로써 우리 생명이 건재할 수 있

다. 넓게 보면 상처 수복 기능이나 면역 기능 역시 항상성 유지를 위한 기능으로 볼 수 있다. 우리 온몸의 세포는 주위 환경에 잘 적응할 수 있도록 내부를 항상 일정하게 유지해야 한다. 외부 환경이 어떻게 변하든 우리 몸 내부 환경은 일정해야 한다. 그것이 우리 몸의 세포 하나하나가 수백만 년 동안 터득해온 세포의 지혜, 생명의 기초다.

- **상처 수복 기능**: 상처가 나면 절로 낫게 하는 기능이다. 출혈이 멎고 딱지가 앉은 후 떨어지면 흉터가 남지만 세월이 지나면 이마저 없어져 원상으로 회복된다.
- **면역 기능**: 병에 걸리지 않게 하는 기능, 곧 면역력이다.

사실 의학을 한마디로 정의한다면 자연치유력을 강화, 보강하는 학문이라 할 수 있다. 불행히도 현대인은 나이가 들면서 이 위대한 기능이 자꾸 약해진다. 주로 잘못된 생활환경과 습관이 문제가 돼 초래된 비극이다. 이 책에서는 그중 중요한 면역에 대해서만 논의하고자 한다.

학자에 따라서는 환경과 피드백을 주고받으며 생체의 항상성을 유지하는 것을 뇌의 면역으로 규정하고 이를 면역의 중심 기능이라고 한다. 항상성을 조정하는 건 뇌이기 때문이다. 뇌가 정보를 어떻게 처리하느냐가 곧 마음이다. 마음먹기에 따라 몸 상태가 바뀐다. 면역에서 마음(정신)이 얼마나 중요한가를 단적으로 증명하는 대목이다.

여기서 한발 더 나아가 최근 유전학은 우리가 일상에서 하는 말이나 생각, 행동 일체가 뇌세포뿐 아니라 온몸의 세포에 기록되며 이 기록이 다음 세대로 유전된다는 사실을 밝히고 있다. 이런 보고를 읽노라면 면역이 자꾸 복잡해지고 마치 구름 속으로 들어가는 듯한 느낌이 든다. 그러나 이 책에서는 일반 독자들을 위해 난해한 이론 부분을 줄이고 좀 더 쉽게 설명하고자 한다.

면역이 곧 생명력이다

면免역疫은 전염병을 면하다, 즉 질병에 걸리지 않게 한다는 뜻이다. 뜻이 이렇다 보니 면역은 상당히 광범위한 의미를 가질 수밖에 없다. 면역이 하는 일은 크게 세 가지로 감염 예방, 건강 유지, 노화 예방이다. 일반적으로 병균의 침입을 방어하거나 억제하는 감염 예방을 면역의 주된 임무라 생각하는데, 사실 면역은 피로나 병의 회복을 돕고 항상성을 유지함으로써 건강을 지속시키고 신진대사를 활발하게 하는 등, 병과 노화를 예방하는 데도 크게 기여한다. 병을 예방하고 치유하는 데 그치지 않고 활력 넘치는 생활 속 힘의 원천이 곧 면역력이다.

우리 몸은 구조적으로 대단히 복잡하게 이뤄져 있는데, 기능에 따라 여러 시스템體系으로 나뉜다. 예를 들면 소화를 담당하는 소화기계, 뼈대를 형성하는 골격계, 운동을 담당하는 근육계 등이다. 이런 여러 계가 합쳐져 하나의 거대한 유기적 시스템을 이루고 있는 게 생명체다.

생체방어 시스템으로서 중요한 면역 기능은 세 가지 계로 이뤄져 있다. 우선 백혈구를 중심으로 하는 면역계 세포가 있다. 그리고 신진대사, 주로 내장기관을 무의식적으로 제어하는 자율신경계가 있으며 신체의 호르몬을 생성하는 내분비계가 있다. 이들은 모두 뇌의 시상하부에 있으며 서로 유기적 관계를 맺고 있다. 따라서 시상하부가 면역의 총사령부이고 뇌가 면역을 지배한다고 할 수 있다.

이 세 가지 시스템은 각자 고유의 전문 기능이 있지만 면역에 관여할 때는 단독으로 작용하는 게 아니라 그 기능이 광범위하게 중복, 공유되며 절묘한 균형을 이룬다. 따라서 각자 역할을 단독으로 하는 게 아니고 서로 밀접한 관계를 유지하면서 전체적인 네트워크를 형성해 하나의 면역 시스템을 이룬다.

무엇이 중요한지는 그 무엇이 없을 때 확실히 느낄 수 있다. 숨이 막힐 때는 공기의 소중함을 알 수 있고, 목이 마를 때는 물의 소중함을 알 수 있다. 면역도 마찬가지다. 우리는 건강한 상태를 당연하다고 생각하는데 이는 항상 건강한 면역 체계가 우리 자신도 모르게 끊임없이 일을 하기 때문이다. 면역력이 없는 상태에서 우리는 잠시도 건강을 유지할 수 없다. 이런 면역 체계가 망가진 대표적인 상태가 에이즈다.

내가 본 에이즈 환자는 머리부터 발끝까지 성한 곳이 없었다. 머리카라은 빠지고 온몸은 빨간 발진과 포진, 건선과 비늘증 등의 피부병변으로 덮여 있었다. 망막염에 의해 서서히 시력을 잃고 있었고 입안은 아구창, 아프타성 궤양 등으로 음식을 삼키기도 어려웠다. 게다가 식도염, 위궤양, 여러 세균과 진균들의 감염으로 설사, 복통, 발열이 끊이지 않았고 몸속에는 암이 자라고 있었다. 심혈관계, 간담도계, 신장비뇨기계, 내분비계, 신경계, 근골격계 등 제대로 기능을 하는 곳이 없었다. 말 그대로 온몸이 만신창이였다. 이런 모습이 단지 면역력이 없기 때문이라면 믿을 수 있겠는가?

중요한 것은 면역이다. 면역이 곧 생명력이다. 윤기 나는 머리카락, 반질반질한 피부, 튼튼한 두 팔과 두 다리, 아름다운 것을 볼 수 있는 건강한 두 눈, 맛있는 음식을 먹을 수 있는 튼튼한 치아와 입 등 우리에게 가장 중요한 건강은 다름 아닌 면역이 지켜주고 있는 것이다.

면역은 의학의 발달과 함께 그 이름이 자꾸 길어지고 복잡해지고 있다. 1964년 감정과 면역 분야를 연구했던 조지 솔로몬 George Solomon 박사 등은 정신과 환자의 임파구와 항체 형성의 관계를 관찰하면서 면역을 '정신면역학 Psychoimmunology'으로 명명했다. 1975년 로체스터 의과대학의 정신신경면역학 설립자 로버트 아더 Robert Ader 박사 등은 면역과 자율신경과의 관계를 발표하면서 '정신신경면역 Psychoneuroimmunology: PNI'이라 명명했다.

최근엔 여기에 'ENDO(내분비)'를 붙여 이름이 자꾸 길어지고 있다. 그만큼 면역에서 다뤄야 할 분야가 복잡하고 다양해졌다는 뜻이다. 정신, 심리, 신경, 화학, 생리, 약리, 분자생물, 행동의학, 전염병, 내분비 등 이런 전문 분야의 통합으로 이뤄지는 게 면역이다.

요약하면 면역 체계는 뇌와 밀접한 연관을 가지며 몸에 이상이 발생했을 때 항상성 유지를 위해 서로 대화하면서 적절한 대처를 하게 한다. 그리고 모든 문제는 스트레스로 촉발된다. 이것이 면역 체계와 가장 밀접한 관계에 있기 때문에 면역 체계를 이해하려면 환자의 모든 생활사를 고찰해야 하는 전인적全人的, holistic 접근이 필요하다.

치료를 넘어 치유로

치료治療, treatment는 외적外的 자원을 동원해 병의 징후와 증상을 완화 또는 제거하기 위한 수단을 의미한다. 반면 치유治癒, healing는 태어난 이래 내 몸에 내재內在된 힘을 이용해 완전한 건강을 달성하는 것을 말한다. 즉, 치료는 질환에, 치유는 건강에 초점을 맞춘다. 치료는 전문가가 주도권을 쥐지만 치유는 개인이 달성하는 것이다.

물론 치유는 발달된 현대 의학 기술을 충분히 활용함으로써 치유적 과정을 보補한다. 그러나 현대 의학적 치료는 국소에 집중되는 데 반해 치유는 개인사, 환경 등 인간 전체를 조명하는 전인적인 특징을 지닌다.

예를 들어 요즘 컨디션이 영 좋지 않아 병원을 찾았다고 하자. 온갖 검사를 해보지만 모두 정상이다. 검사상 정상이면 정상이다. 이 경우 지료와 치유는 어떻게 적용될까? 현대 의학은 장기병변의학으로도 불린다. 장기에 병변이 발견돼야 진단을 하고 치료가 시작된다. 그리고 이때 비로소 보험이 적용된다. 따라서 작은 병변이라도 조기에 발견하고 치료하기 위한 진단 기술은 오늘날 놀라운 발전을 이뤘다. 반면 동양에서는 컨디션이 좋지 않은 상태를 '미병未病'이라고 한다. 아직은 병은 아니지만 그대로 두면 병으로 발전한다는 뜻이다. 따라서 이 시점에서 동양 의학은 몸을 보하고 생활 태도를 개선함으로써 내재된 자연치유력을 발휘하도록 처방한다.

현대 의학은 질병의 치병治病이 중심이고 동양 의학은 예방이 중심이다. 참으로 다행스럽게도 정신신경면역PNI이라는 새로운 학문 분야가 발전해서 인간에게 생태적으로 내재된 놀라운 능력이 있다는 사실이 분명히 드러나고 있다.

바로 여기에 내가 운영하는 선마을 캠프에서 지향하는 목적이 있다. 잘못된 생활환경, 생활습관을 개선함으로써 인간에게 내재된 자연치유력을 활성화하자는 것이다. 초기 징후에 대처해 사전에 예방함은 물론 질환이 경과되는 중이라도 약화된 자연치유력을 증강시키면 조기 회복, 재발 방지, 합병증 예방이 가능하다. 이는 1차 예방에서 2차, 3차 예방을 목표로 하는 전인적, 전체적 프로그램이다. 그리고 더 중요하게는 어떻게 인생을 충실하게 만들 것이며 어떻게 온

전한 건강을 달성할 수 있을까를 진지하게 연구하고 있다. 프로그램에 요가는 물론이고 명상 프로그램이 많은 것도 그 때문이다. 인간은 신체적 존재이면서 동시에 정신적 존재이기 때문이다.

치료를 넘어 치유로 가는 길은 결국 개인의 몫이다. 문명은 눈부시게 발달했지만 역으로 인간이 원래 갖고 태어난 자연치유력은 약화되고 있다. 자동차가 일상화되면서 환경오염, 소음, 교통사고가 일상이 됐다. 이뿐만이 아니다. 인간은 차를 타면서 다리가 약해졌다. 걷는 것이 인간에게 주는 신체적, 정신적 건강은 절대적이다. 걷지 않는다는 건 결국 죽음을 의미한다. 뻔히 알면서도 편하기 때문에 차를 탄다. 편리한 생활로 자꾸만 게을러지고 그럴수록 자연치유력은 약해진다.

자연의학은 이렇게 약해진 다리를 다시 튼튼하게 하자는 데, 즉 약화된 자연치유력을 강화하자는 데 목적이 있다. 그러기 위해선 우리의 잘못된 생활습관을 개선하는 길밖에 없다.

지금은 세상을 떠났지만 내 마음속 명의인 의사 친구가 있다. 이상하게도 이 친구에게 진료를 받으러 오는 환자들은 다른 의사들에게 진료를 받는 환자들보다 회복 속도도 빨랐고, 잘 낫지 않는 병인데도 건강을 되찾곤 했다. 대체 어떻게 그럴 수 있는지 궁금했다. 친구를 찾아가 한 번만 진료 보는 자리에 참관할 수 있게 해달라고 부탁했다. 환자 한 명의 진료에 의사 두 명, 그것도 세상에서 가장 바쁜 내과 의사와 정신과 의사가 함께하는 진풍경이 펼쳐졌다.

진료를 보는 동안 이 친구는 잠시도 가만히 앉아 있지 않았다. 문이 열리면 일어나 환자를 마중하고 환자가 돌아갈 때도 문까지 배웅했다. 병의 증상이나 약에 관한 물음 외에도 꼭 개인적인 질문이나 따뜻한 말 한마디를 덧붙이곤 했다. 이러니 환자들이 몸이 아파도 그 몸을 이끌고 밝은 얼굴로 진료를 받으러 오는 것이었다.

이뿐만이 아니었다. 면역이 떨어진 환자에게는 치료제뿐만 아니라 꼭 유산균과 비타민D를 같이 처방해주었다. 의사는 단지 힘겨운 증상을 조절해줄 뿐, 치유하는 힘은 환자 본인의 면역력(자연치유력)에 있다는 겸손한 자세를 항상 유지하고 있었다. 그는 아주 오래전부터 면역력의 힘을 알고, 믿고 있었던 것이다. 이 친구를 만나는 환자가 더 빨리 좋아지고 난치병도 회복될 수 있었던 건 어쩌면 당연한 이야기였다.

면역력 증강의 비밀

면역학은 대단히 어려운 분야다. 아무리 머리 좋은 내과 의사도 선뜻 덤벼들지 않는다. 나 역시 면역 전문가가 아니기에 일반인들이 건강 상식으로 알아야 할 만큼만 쉽게 이야기하려고 한다. 복잡하고 난해한 면역의 기제보다는 면역력 강화에 초점을 맞출 것이다.

우선 면역이 신체의 어느 기관에서 어떻게 기능하는지부터 살펴보자. 면역에는 자연면역계와 획득면역계가 있다. 평상시에는 상설 방위 부대라 할 수 있는 자연치유력의 자연면역계가 활동하고 이것으로 잘 해결되지 않거나 긴급 시에는 획득면역이 동원된다.

자연면역계

자연면역은 인류의 진화 과정에서 생겨난 것으로 태어나면서 타고나는 면역 시스템이다. 어릴 적에는 강력하지만 나이가 들면서 약해진다. 세균 침입 시 우선 동원되는 자연면역계의 무기는 보체補體다. 리소좀, 인터페론 등 가용성可溶性 물질, 즉 액상 물질이 세균을 덮어 무력화시킨다. 그리고 면역세포는 매크로파지, 과립구(호중구), NK세포 등인데 그중 중요한 것이 NK세포다.

   NK세포는 몸을 순시하면서 이상 세포를 발견하는 즉시 공격해 파괴하는데 그 수가 50억 개가 넘는다. 매일 3,000~5,000개 이상 생기는 암세포도 NK세포의 공격으로 소거되며 이로써 암이 예방된다(여기서 말하는 암세포는 엄밀한 의미에서 암세포의 전단계인 비정형적인 세포다). 그러나 이렇게 중요한 역할을 하는 NK세포는 먹는 음식이나 정신적 스트레스에 민감하게 반응한다는 게 약점이다.

   한편으로 보면 그런 측면에서 강점이기도 하다. 식사와 스트레스를 잘 조절하고 환경 정비가 잘 되면 자연면역을 강화할 수 있기 때문이다. 이것은 면역력 증강에 대단히 중요한 열쇠를 시사한다.

획득면역계

자연면역만으로 공격이 안 되면 획득면역계(적응면역계)가 임파계를 총동원해 공격에 나선다. 이때 침입한 항원抗原과 싸우면서 항체抗體가 형성되는데 이를 통해 한 번 걸린 병에 두 번 다시 걸리지 않게 된다. 획득면역에는 액성면역(TH-1)과 세포성면역(TH-2)이 있으며 골수에서 유래하는 B세포, 흉선에서 유래하는 T세포 등이 있는데, 이는 아주 강해서 환경적 요인이나 나이의 영향을 받지 않는다.

이 책의 목적은 어떻게 면역력을 증강시킬 것인가에 있다. 따라서 면역에 대한 이론적, 학술적 측면은 면역력 증강을 위해 필요한 아주 기본적인 논의만 하려고 한다.

자연면역이든 획득면역이든 면역의 70퍼센트는 장에, 30퍼센트는 뇌에 있다. 그러나 장과 뇌는 밀접한 관련이 있으며 이들은 서로 영향을 주고받으면서 몸의 항상성을 유지한다. 앞에서 언급했지만 우리 몸은 기능에 따라 많은 세포 집단이 시스템, 다시 말해 계體系를 이루고 있다. 정신신경면역에 동원되는 계는 정신계(마음), 신경계, 내분비계, 면역계로 역시 서로 영향을 주고받으며 생체 조절을 한다.

우리 몸의 모든 세포는 질서 있게 서로 잘 제어함으로써 개체를 유지한다. 세포 사이에는 긴밀한 연락이 오가며 서로가 서로를 조화롭게 제어한다. 4대 시스템은 시상하부에서 시발하는데 정신계는 신경전달물질, 신경계는 자율신경, 내분비계는 호르몬, 면역계는 사이토카인cytokine 등을 방출한다. 이 역시 독립적으로 이뤄지는 게 아니라 영향을 주고받으며 균형을 유지한다.

실제로 면역계를 움직이는 모든 호르몬은 뇌 시상하부의 신경세포 활동이나 뇌의 지배하에 있는 자율신경의 활동에 따라 조정된다. 따라서 종래 호르몬 개념과 신경전달물질과 내분비계의 구별이 모호해졌다. 각 계는 독립적으로 기능하는 게 아니라 자기 고유의 기능을 넘어 서로 영향을 주고받으며 조절되기 때문이다.

그러나 시상하부에 오기 전 모든 정보는 뇌의 전두전야前頭前野를 거치며 좋고 나쁘고도 이곳에서 판단한다. 긍정적인 해석이 나오면 세로토닌, 도파민 등 긍정적인 신경전달물질이 활성화되고 뇌 전체가 밝고 긍정적인 모드가 된다. 시상하부의 정신계도 밝고 낙관적인 모드가 되어 궁극적으로 면역계가 활성화된다. 특히 세로토닌은 전두전야가 걱정과 고민으로 휩싸여 있을 때 이를 살짝 억압해 긍정적인 모드로 바꾸기도 하는데, 이로써 편히 지낼 수 있게 되고 면역력을 강화하는 배경이 만들어진다.

그리고 세로토닌은 자율신경을 조절하는 중요한 기능을 하는데 상황에 맞게 교감, 부교감 신경을 적절히 조절한다. 교감신경이 흥분하면 부교감신경이 저하된다. 그러면 과립구가 증가하고 면역세포가 감소하면서 면역계가 저하된다. 이런 균형을 잡아주는 것 또한 세로토닌의 역할이다.

여기서 오해하지 말아야 할 것은 세로토닌 신경을 강화하거나 단련해도 면역력은 증강시킬 수 없다는 점이다. 세로토닌은 오케스트라의 지휘자처럼 실제로 악기 연주를 하지 않고 다만 뇌 전체의 균형과 조화를 지휘한다. 그럼으로써 뇌를 밝은 분위기로 바꿔 면역력 증강에 좋은 배경을 만든다.

면역에 작용하는 마음의 힘

정신신경면역이 뭔지도 모를 때의 이야기다. 외과에서 우울증이 심한 환자라고 협진 요청이 왔다. 외과 병동에 올라가서 환자를 만났더니 안면이 있는 환자였다. 1년 전 유방암 수술을 하고 난 후 경도의 우울증으로 진료를 봤던 분이었다. 젊은 나이에 양쪽 유방을 잘라낸 자신의 모습이 애처로워서 슬픔과 우울감에 빠져 지내고 있었다. 당시에는 유방암 수술이 잘됐고 시간이 지나면 재건 수술도 할 수 있다는 희망이 있었다. 유방암 때문에 죽는 사람도 많은데 수술이 잘되어 앞으로 더 많은 날들을 살 수 있으니 그것만 해도 감사한 게 아니냐는 말을 듣고 용기를 내 잘 지냈다고 했다. 하지만 이번에는 달랐다. 완전히 실의에 빠져 있었다. 묻는 말에 제대로 대답도 못 할 정도였다. 어쩔 수 없이 남편에게 물어봐야만 했다.

"부인이 무엇 때문에 이렇게 힘들어 하시나요?"

"선생님, 유방암이 재발했답니다. 6개월밖에 못 산다고 합니다. 예전에 선생님 진료를 받고 좋게 생각하고 잘 지내려고 노력했죠. 그동안 검사 결과도 괜찮았고요. 그런데 사실 아내는 재발할까봐 항상 불안해했습니다."

'아차, 내가 환자의 마음속 불안을 보지 못하고 보이는 것만 이야기했구나!'

환자의 재발이 불안(스트레스) 탓이라는 생각이 머릿속을 스치면서 깊은 자책감이 들었다.

당시 한국의 의료 시스템에서는 협진으로 자세한 진료를 보기가 힘들었다. 또한 암 치료 후 정신과 진료가 필요하다고 생각하지도 않았다. 이는 지금도 개선되지 않은 부분이기도 하다. 나는 실의에 빠진 환자에게 이렇게 이야기했다.

"이렇게 우울증에 빠진 채 남은 6개월을 보낼 순 없습니다. 암은 어렵겠지만 우울증은 낫도록 제가 도와드릴 테니, 남은 시간이라도 가족들과 행복하게 보내세요."

그때만 해도 환자가 살아날 수 있다고 생각하지 못했다. 하지만 열과 성을 다해 우울증을 치료했다. 환자 스스로 자신의 상황을 받아들이고 우울증이 호전되자 기적 같은 일이 일어났다. 6개월이 지나고 1년, 2년이 지나서도 계속 진료를 받으러 왔던 것이다. 행복한 얼굴을 하고서 말이다. 지금도 모두들 기적이라고 이야기한다. 하지만 나는 마음속으로 생각한다. 그것은 정신신경면역의 힘이라고.

외국에서는 이미 약 30년 전부터 암 환자들을 위한 다양한 심리사회적 프로그램이 개발, 연구돼왔다. 이런 프로그램들은 암 환자의 삶의 질을 높이고 면역력을 높일 뿐 아니라 재발을 줄이고 생존율을 높이는 데 큰 도움이 되고 있다.

마음 관리가 면역 관리인 이유

면역의 출발은 정신계(마음)에서 출발한다. 인간의 마음을 일구는 중요한 기구는 전두전야다. 알다시피 전두전야는 양심, 윤리, 규범, 희생, 행복, 긍지, 시기, 질투 등 인간 지성의 최고 기구이자 최고사령부이며 이것이 건재해야 비로소 인간이 인간일 수 있다. 내·외부에서 들어오는 모든 정보는 여기를 거쳐 간다. 여기서 일차적으로 크게 긍정과 부정으로 판단하고 어떻게 대처할 것인가를 연구해 뇌 전체에 지령을 내린다. 여기가 잘못되면 엉뚱한 판단으로 엉뚱한 지령을 내려 위험인물이 될 수도 있다.

따라서 평소에 건전하고 건강한 전두엽 관리가 대단히 중요하다. 올바른 판단을 하기 위해선 우선 건전한 가치관이 정립돼야 하고 지성과 감성, 미래 예측력, 문제 해결력, 스트레스 감내력 등 인간으로서 지녀야 할 고등 사고와 감정이 균형 있게 발전해야 한다.

건강한 면역력의 형성을 위해 전두전야는 긍정적이고 자신감이 있어야 한다. 그래야 세로토닌과 도파민 등 쾌적, 행복, 의욕, 희망을 끌어내는 긍정적인 신경전달물질이 분비되고 활성화돼 뇌가 긍정적인 모드로 바뀐다. 역으로 세로토닌이 풍부하면 전두엽의 고민이나 걱정 등 부정적인 감정을 억제해 마음을 편안하게 만든다. 이런 밝은 모드는 시상하부에도 영향을 미쳐 관련 계통이 긍정적인 방향으로 움직인다. 이렇게 해서 건강한 면역력이 형성된다. 면역은 결국 '뇌의 면역력'이라고 한 인지과학자 토마베치 히데토苫米地英人의 주장에 공감이 간다.

건강한 면역력을 형성하려면 무엇보다 건강한 마음을 가져야 한다. 밝고 긍정적인 마음이 튼튼한 면역력을 만들어내는 시발점이요, 원동력이다. 그런 마음을 만드는 주인공이 바로 세로토닌이다. 세로토닌은 50여 종의 뇌 내 신경전달물질 중 하나이며 행복 물질로 알려져 있다. 쾌적함, 편안함, 주의 집중, 자율신경 조절, 통각 억제, 항중력근에 작용, 마음의 균형 등 뇌에 없어서는 안 될 귀중한 물질이다. 세로토닌은 넘치는 일도 없으며 중독도 없다. 다만 부족하다는 게 문제다. 세로토닌이 부족하면 우울, 강박, 공격성, 공황장애, 섭식장애, 불면증 등 심각한 신경성 질환을 앓게 된다. 이 모두가 세로토닌이 부족해 뇌가 극단으로 치닫는 것을 조절하지 못한 결과로 나타나는 질환이다.

세로토닌이 풍부하면 행복감을 느낀다. 편안하고 쾌적하다. 힐링도 따지고 보면 뇌에 세로토닌이 풍부해진다는 뜻이다. 세로토닌은 모든 동물의 본성인 항상성을 유지하는 데 결정적 역할을 한다. 평상심을 유지하고 주의 집중을 높인다. 뇌가 이렇듯 긍정적이고 전향적인 모드가 되면 면역력도 건강하게 형성된다.

전두엽 관리를 잘해야 하듯이 세로토닌 역시 부족하지 않게, 그리고 활성화될 수 있도록 평소에 생활을 '세로토닌'스럽게 할 필요가 있다. 세로토닌은 면역력 형성에 직접 관여하지는 않지만 전두전야는 물론 뇌 전체의 균형을 조절함으로써 밝고 긍정적인 모드로 만들어주고 건강한 면역력을 만드는 배경이 된다.

앞에서 뇌 속 시상하부의 네 시스템, 즉 정신계, 신경계, 내분비계, 면역계가 서로 영향을 주고받으며 생체방어 시스템을 유지한다는 이야기를 한 바 있다. 문제는 여기서 끝나는 게 아니고 뇌와 장 사이에도 밀접한 연관이 있어 서로 영향을 주고받으며 생체방어 시스

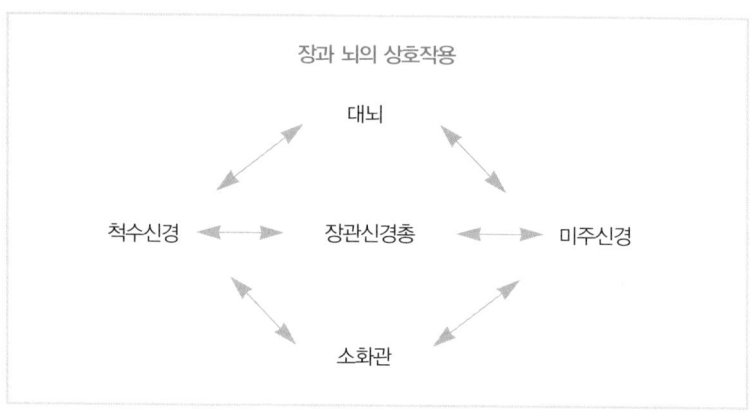

템을 유지한다는 사실이다.

흔히 기분이 나쁘면 당장 밥맛이 없고, 먹어도 소화가 안 된다. 반대로 기분이 좋고 마음이 긍정적이면 '자율신경계-내분비계-면역계'의 삼위일체를 이뤄 소화도 잘 되고 장도 편해서 면역력이 증강한다. 하지만 뭔가를 잘못 먹어 복통, 설사가 일어나는 경우 즉각 기분이 나빠진다. 장과 뇌는 이와 같이 서로 밀접한 영향을 주고받으며 생체방어 시스템을 잘 가동하고 있다. 뇌 속에서 발생하는 정보는 자율신경을 통해 장관점막에 있는 신경세포에 모두 전달되며, 장에서 발생하는 모든 정보는 뇌가 감지해 반응한다. 뇌와 장은 일체一體라 할 수 있다.

실제로 장내세균과 뇌 상태의 상관관계는 많은 학자들이 자세히 연구한 바 있다. 신경전달물질의 전구체를 장에서 합성해 뇌로 보내는데 세로토닌, 도파민이 대표적이다. 세로토닌은 우리 몸에 10밀리그램이나 존재하지만 그중 90퍼센트가 소장에, 8퍼센트는 혈소판, 그리고 뇌에는 겨우 2퍼센트가 있다. 소장에서 세로토닌 전구물질을 뇌에 보내줘야 비로소 세로토닌 합성이 뇌에서 이뤄진다. 반대로 기분이 나쁘면 노르아드레날린 등이 분비되어 NK세포가 줄어든다.

한 가지 유념할 점은 뇌는 때때로 엉뚱한 실수를 저지른다는 것이다. 오해도 하고 편견도 있으며 엉뚱한 주장을 하기도 한다. 하지만 장은 정직하다. 몸에 무엇이 중요한지를 정확히, 올바로 판단해 그 방향으로 움직인다.

우리가 생각하기에 모든 게 뇌를 중심으로 움직이는 것 같지만 그렇지 않다. 특히 면역에 관해 몸은 장을 중심으로 움직인다. 물론 장도 크게 보면 뇌의 지령에 따르고 있다는 사실 역시 잊지 말아야 한다.

신체의 병을 정신으로 치료하다

어릴 적 우리 마을에는 병원이 없었다. 아프면 할매가 간단한 주술을 부리거나 무속인을 찾았다. 마을에 굿판이 벌어지면 정말 큰 구경거리였다. 풍성한 먹거리에서 무당의 화려한 의상, 신명 나는 춤이 펼쳐진다. 백미는 마지막 무대로, 죽은 조상을 불러들여 원한을 풀어줌으로써 환자의 병을 고치는 대목이다. 몇 달간 말을 못하던 환자가 조상의 혼이 들어와 갑자기 말문이 터지는 장면에서 마을 사람들은 감동의 눈물을 흘린다. 신체적 병을 정신으로 치료하는 명장면이다. 이것이야말로 심신증心身症 치료의 전형이다.

 세계 최고의 권위를 갖는 의학지 〈자마JAMA, The Journal of the American Medical Association〉에 이런 기사가 실린 적이 있다. 한 필리핀계 미국 여성이 온몸에 종창(결핵성)이 생겨 어떤 치료도 듣지 않는 중증 환자가 됐다. 그녀는 무속 치료를 받으러 고향으로 돌아갔다. 2주 후 다시 주치의 앞에 나타난 그녀는 완전히 새 사람이었다. 어떤 종창의 흔적도 찾아볼 수 없었다. 5년이 지난 현재까지도 그녀는 건강하다.

이것은 현대 의학이 발달하기 전 고대 사회에서는 쉽게 찾아볼 수 있는 치료 기법이었다. 그리스 유적지에는 지금도 그런 전통이 남아 있고 찾는 사람도 적지 않다. 그곳엔 신전만 있는 게 아니다. 웅장한 동상과 목욕탕이 있고, 거대한 원형극장에서는 지금도 여름이면 세계적으로 유명한 음악 축제가 열린다. 음악과 연극을 비롯해 각종 예술 행위와 종교의식 등 다양한 접근법이 어우러져 치병이 된다.

당시 병원 터엔 어디나 치료용 부속 건물로 사용됐던 화려한 공연장이 있었고 지금도 남아 있다. 우리 마을의 소박한 뜰과는 차원이 다르지만 아무튼 그 시절에는 모든 신체적 질환이 정신에서 유래한다는 믿음이 있었다. 이것이 현대 의학이 발달하기 전에 이뤄진 의료 행위의 출발이자 근간이었다. 그러나 현대 의학이 등장하면서 마음과 몸은 각자 독립된 기구로 인식됐고 의료 행위는 신체와 관련된 의학에만 치중됐다. 그나마도 전문 분야들로 분화되어 온몸이 조각난 형국이다.

이제는 정신의학이라는 새로운 분야가 등장하면서 심인성心因性이라는 개념이 정립됐다. 신체적 질환도 마음에서 기인한다, 즉 심신은 따로 분리된 게 아니라 하나라는 주장이 정신의학 분야에서 태동하기 시작했다. 그리고 그런 신체적 질환을 일으키는 요인으로 스트레스라는 개념이 등장했다. 1950년대 내분비계 개척자 한스 셀리에 Hans Selye는 정신적 스트레스를 받으면 위궤양이 생긴다는 실험적 근거를 제시하면서 스트레스 의학의 붐을 일으킨 결정적인 계기를 만들었다. 그는 이 공로로 노벨의학상을 수상했다.

현대 의학이 발전할수록 각 분야도 고도로 분화되어 일반 종합병원은 진료과가 50곳이 넘을 정도가 됐다. 어떤 과를 가야 할지 혼란스럽다. 나무를 보다 숲을 못 보는 우를 범하지는 않을까 걱정이다. 일반 진료과에서는 신체의 국소만 깊이 파고들 뿐 환자 전체를 보거나 그의 생활환경, 마음 상태가 어떤지 살펴볼 여유가 없는 것이 진료 현장의 현실이다.

스트레스와 면역

면역계에 가장 큰 타격을 입히는 것은 스트레스다. 스트레스를 받을 때 우리 몸은 두 가지 경로를 통해 반응한다. 스트레스 요인stressor이 대뇌에서 감지되면 즉시 시상하부로 전달되는데 여기서 긴급 반응과 완만한 반응의 두 가지 경로를 밟는다.

긴급 반응은 예를 들면 집에 강도가 들어온 것과 같은 급박한 상황에서 나타난다. 이것이 감지되면 시상하부가 자율신경의 교감신경을 흥분시켜 부신수질에서 아드레날린이 분비된다. 그러면 혈압이 오르고 맥박이 빨라지며 호흡이 거칠어지고 '싸우거나 달아날fight-flight' 준비를 한다. 이게 긴급 반응이다. 반면 완만한 반응은 어려운 업무가 계속 쌓이거나 오랫동안 긴장이 풀리지 않을 때 나타난다. 시상하부에서 뇌하수체를 자극하는 부신피질자극 호르몬CRH을 분비하고, 부신피질자극 호르몬은 부신피질에서 코르티솔cortisol을 분비시킨다. 이런 반응으로 스트레스에 대비한다(HPA AXIS: 시상하부 → 뇌하수체 → 부신피질).

문제는 이런 스트레스 상태에서는 장내세균에 변화가 일어난다는 것이다. 그리고 장에서 뇌 속으로 신경전달물질을 보내는데 그러면 노르아드레날린이 증가해 각성, 긴장 반응이 강화된다. 또한 부신피질자극 호르몬 증가로 식욕이 억제된다. 하지만 스트레스 요인이 해결되면 베타 엔돌핀이 증가해 불안과 통증이 완화되면서 기분이 좋아진다.

적당한 스트레스 후 휴식을 취하면 원래 상태보다 더 몸이 튼튼해진 것을 자각할 수 있다. 다시 말해 저항력, 면역력이 생겼다는 뜻이다. 이게 단련의 효과다. 따라서 너무 편하게 스트레스 없이 느긋한 생활만 하면 오히려 면역력이 떨어진다.

이와 같이 면역계에 가장 큰 영향을 미치는 건 스트레스다. 요즘에는 이에 관한 기초연구가 많이 진행되고 있어서 스트레스와 신경면역계는 직접적인 연관이 있다는 결론을 내놓고 있다. 특히 최근 연구는 스트레스와 면역계가 어떻게 작용해 어떤 결과를 낼지는 일정한 패턴이 있는 게 아니라 개인마다 다르다는 걸 강조한다. 남녀가 다르고 당사자가 지금까지 경험한 사회 환경에 따라서도 달리 나타난다. 2015년 행동신경과학자 테렌스 디크Terrence Deak 등에 따르면

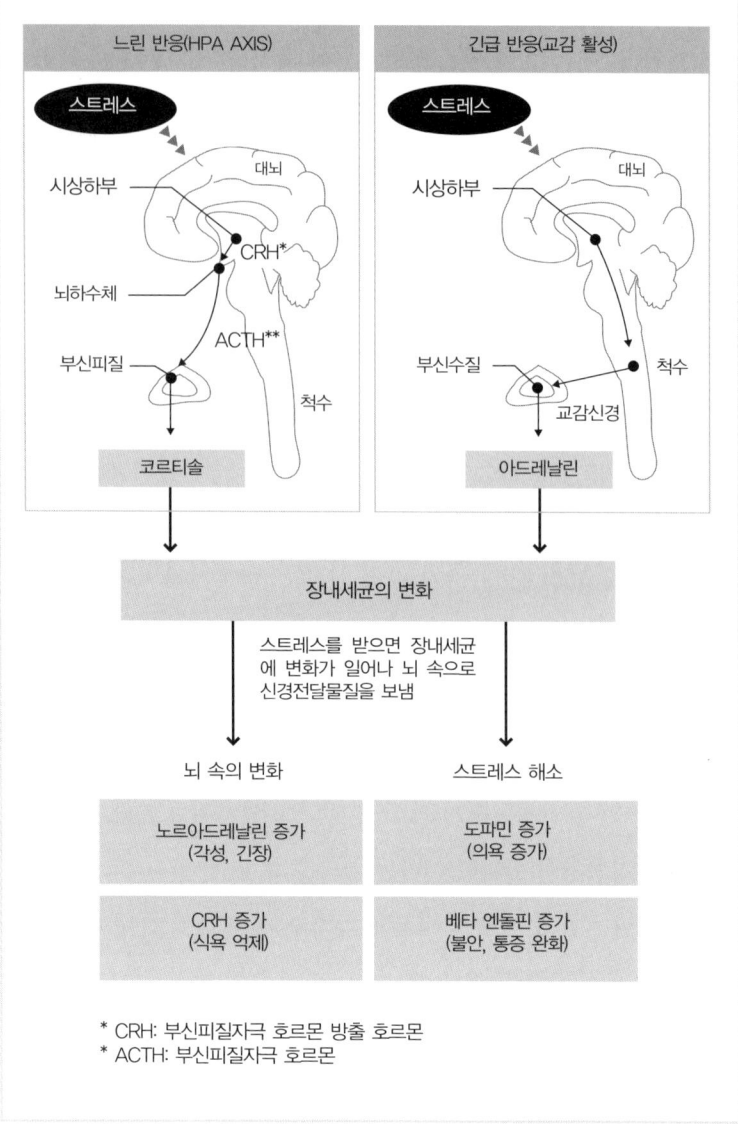

이시형 박사
면역이 암을 이긴다

어릴 적 정신적 학대나 스트레스를 받으면 자란 후에도 스트레스 상황에서 면역계가 대단히 취약해진다고 한다. 이렇듯 면역과 암과 스트레스는 밀접한 연관이 있으며 서로 영향을 주고받는다.

스트레스를 받으면 어떤 경우든 면역력이 저하된다. 스트레스로 야기되는 여러 가지 정신신체질환군은 면역 저하로 생긴 부조不調 상태로 이것이 곧 병이다. 항상성이 끊어지기 때문이다. 따라서 스트레스를 어떻게 해결할 것인가는 현대인에게 주어진 가장 큰 난제 중 하나다.

유전이냐 습관이냐

흔히 우리는 유전이라면 어쩔 수 없는 것으로 생각한다. 병에 걸릴 유전자를 타고난 이상 우리의 힘으로는 어떻게 해볼 수 없이 병을 앓을 수밖에 없는 것, 운명적인 것으로 치부해버린다. 타고난 건 어쩔 수 없다는 생각이다. 불행히 그런 경우도 있다. 그러나 전체 질환에서 이럴 확률은 5퍼센트에 지나지 않는다는 게 최근 유전학의 연구 결과다. 나머지 95퍼센트는 유전적 요인gene variants을 갖고 태어나지만 그대로 발현되지는 않는다.

실제로 유전자 활동gene activities은 우리가 조절할 수 있다. 그리고 유전자는 언제나 좋은 쪽으로 작동한다는 사실을 명심하기 바란다.

가령 유전자가 똑같은 일란성 쌍생아도 자라면서 아주 다른 사람이 되기도 한다. 한쪽은 비만, 다른 쪽은 말라깽이로 자라기도 하며 한쪽이 정신분열증에 걸렸다고 해서 다른 쪽도 그렇게 된다는 보장은 없다.

왜 같은 유전자를 갖고 태어났는데 이렇게 달라질까? 가장 중요한 요인은 각자의 생활습관이다. 어떤 생각으로 어떤 삶을 살았으며 어떤 경험을 했는지, 어떤 환경에서 어떻게 자랐는지 등 각자의 라이프스타일에 따라 유전자 발현이 아주 달라진다. DNA는 우리가 일상에서 하는 경험에 따라 마치 스위치처럼 끄고 켜고 올리고 내리고 조종된다.

모든 유전자는 좋은 것이지만 돌연변이mutation 과정에서 우리가 나쁜 생활 체험을 하면 나쁜 쪽으로 변할 수 있다. 암도 생활습관병의 하나라는 주장은 유전자의 이런 특성에서 비롯된다.

섬진강에서 온 편지

미국에서 수련을 마치고 귀국 후 대학병원 정신(건강의학)과에 근무하면서도 암과 스트레스에 대한 내 관심은 여전했다. 그래서 가끔은 암 환자 회진에 따라 나서기도 했는데 그때 만났던 환자가 기억난다. 40대 가정주부로 말기 폐암 진단을 받고 폐 절제술을 받은 환자였다. 어느 날 나 혼자 늦게 회진을 하는데 환자가 내 가운을 잡고 집에 보내달라고 애원했다. 한데 내가 보기에도 외출할 형편이 전혀 아니었다. 겨우 말리며 돌아서는데 등 뒤에서 "아이들 반찬이 떨어져서 그래요"라는 소리가 들렸다.

이건 그냥 하는 애원의 소리가 아니다. 엄마라는 동물적인 본성의 절규였다. 뒤돌아보니 움푹 패인 눈에 눈물이 글썽거렸다. 더 이상 망설이지 않았다. 젊은 주치의에게 전화를 걸어 집에 보내자고 말했다.

"선생님, 안 됩니다. 집에 도착하기도 전에 사고 납니다."

"그럴지도 모르죠. 그래도 보냅시다."

주치의에게 사정할 수밖에 없었다. 옥신각신 끝에 결국 외출 허가가 떨어졌다. 환자를 보내놓고 하루 종일 조마조마했다. 급한 전화가 안 오나 했지만 아무 소식이 없었다. 휴우.

그리고 얼마 후 공교롭게도 난 서울로 병원을 옮겼고 그 후 3년은 족히 지난 때였다. 내 진료실로 소포 하나가 배달되었다. 상자에는 편지와 함께 작은 도라지 묶음이 담겨 있었다.

'선생님, 고맙습니다. 저 기억하시죠? 폐암 말기 환자. 아이들 밑반찬을 위해 외출하게 해주셨잖아요. 저는 지금 섬진강이 내려다보이는 우리 집 대청마루에서 이 글을 씁니다. 낙조가 무척 아름답네요. 선생님 덕분에 저는 인생을 되찾았습니다. 보건소 선생님은 제가 완쾌됐고 감기만 조심하면 된다고 하십니다. 도라지는 제가 뒷동산에서 캔 겁니다.'

여러분은 이 환자 이야기를 읽고 어떤 생각을 했는가? 걸음도 제대로 못 걷는 환자가 어떻게 병원 치료도 받지 않은 채 이렇게까지 완쾌됐을까?

무엇보다 집에 왔다는 안도감이 제일 큰 역할을 한 것으로 보인다. 가족과 함께 있고 부엌의 접시 하나까지 자신의 손때가 묻은 낯익은 것들 속에 있다는 안도감이다. 그리고 가족에게 밥을 해 먹이고 아이의 도시락을 싸는 등 가족을 보살피는 모성애가 작용했을 것이다.

병원 환경은 정말이지 사람 살 곳이 못 된다. 링거 병이 주렁주렁 달려 있고 동료 환자들도 모두 사색이다. 사방을 둘러봐도 환자들뿐이다. 게다가 사무적이고 기계적인 의료진은 당장 급한 일이 생겨도 누굴 잡고 이야기해야 할지 막막한 마음만 들게 한다. 실제로 대학병원 입원 환자의 불안 지수가 개인 병원에 비해 훨씬 높다는 연구 결과가 있다. 실습 학생들까지 한 방 가득하지만 막상 급할 때는 누굴 찾아야 할지 막막하다.

이런 병원의 환경은 위 환자가 사는 섬진강 언덕과는 비교가 안 된다. 맑은 공기에 시원한 경관이 절로 병을 낫게 한다. 정원이 보이는 병실의 환자가 벽만 보이는 병실의 환자보다 쾌유 속도가 훨씬 빠르다는 것도 의사들은 다 알고 있다.

그리고 어쩌면 이 환자는 면역력을 떨어뜨리는 방사선, 항암 치료를 중단했다는 게 오히려 치료에 도움이 되지 않았나 하는 추정이 가능하다. 수술 후 면역 공백기에 면역력을 떨어뜨리는 치료 행위는 설상가상이다. 그나마 있는 회복력을 완전히 약화시키는 요인이 될 수 있다.

그리고 바쁜 의료진의 진료 태도는 너무나 기계적이고 메마르다. 그들은 환자의 생활사에 별로 관심이 없다. 난 학생들에게 회진할 때나 진료할 때 병세에 관한 질문 외에 딱 한마디만 더 하라고 권한다. "김장은 마쳤습니까?" "수험생 자녀가 공부는 잘합니까?" 이 한마디가 환자를 감동시킨다. 이게 전인적holystic 치료다.

단순 면역의 차원을 넘어 정신신경면역이라는 긴 이름이 붙어야 하는 이유를 알 것 같다. 이 환자를 보면 인간에 내재된 복원력resilience은 정말 끈질기고 위대하다는 생각을 금할 길이 없다. 그날 아침 이 환자는 병실 문을 나서기도 힘들어 보였다. 그야말로 완전히 소진된 상태였다. 그런 환자가 멀쩡하게 완쾌된 것이다. 이건 외부의 치료적 힘이 아니라 환자 스스로가 갖고 있는 본능적인 힘, 항상성homeostasis의 원칙에 의한 복원이다.

실제로 이런 환자들의 기적 같은 이야기는 많다. 병원에서는 6개월, 집에 가서 정리나 하라는 사형선고에 환자는 모든 걸 체념하고 '죽으러' 산에 들어간다. 허름한 화전민 집을 대충 정리한 후 나물 먹고 물 마시는 단순한 산 생활이 시작되는데 놀랍게도 몇 달, 아니 몇 년이 지나도 죽지 않는다. 그러나 딱하게도 이런 이야기는 의학 집담회에서는 잘 논의되지 않는다. 의학은 과학이라 기적을 믿지 않기 때문이다.

2

치병의 비밀, 면역력

치병의 비밀, 면역력

정신신경면역이라는 긴 이름이 말해주듯 우리 몸에는 면역과 관련된 기구가 많다. 앞 장에서 면역은 장에서 70퍼센트, 뇌에서 30퍼센트라고 말했다. 그리고 장과 뇌는 밀접한 연관을 갖고 있으며 심신은 하나라고도 했다. 여기서는 구체적으로 면역 현장에서 싸우는 실전 부대에 대한 이야기를 하려고 한다.

면역의 주력부대, 면역세포

면역력이 형성되기까지는 체내의 많은 계系가 복잡하게 참여한다. 들어오는 정보를 판단하는 전두전야부터 신경전달물질 호르몬, 자율신경계 등이 복잡하게 참여해서 면역이 형성된다. 그러나 이물이나 병원균 침입에 직접 맞서 싸우는 주력부대는 무엇일까?

면역에는 액성 면역과 세포성 면역이 있지만 실제 주력부대는 면역세포다. 특히 백혈구가 사실상 면역의 주력부대요, 일선의 공격부대다. 면역력이란 따지고 보면 혈액을 유영하고 다니는 백혈구의 힘이다. 백혈구가 튼튼해야 면역력이 강하다.

그런데 더 거슬러 올라가면 백혈구의 원조는 매크로파지로, 이것은 외적 중 큰 걸 잡아먹는 탐식세포다. 그 모습은 태곳적 그대로이며 지금도 온몸에 분포되어 있는데 위치에 따라 이름이 다르다. 뇌에는 신경아교세포, 폐에는 폐포 매크로파지, 간장에는 쿠퍼세포, 관절에는 관절 매크로파지가 있다. 그리고 모든 혈액과 혈구, 혈관 내 세포도 모두 여기서 유래된다. 어디에 있건 그 기관이 잘 기능할 수 있도록 강력한 지지 체계를 이루고 있어 매크로파지는 그 힘이 매우 강력하다. 스트레스나 위기에도 잘 견디며 맡은 바 일을 잘 수행한다. 물론 스트레스가 너무 심하거나 오래 지속돼 그 한계를 넘으면 기능이 약화되거나 소멸될 수 있다. 따라서 병이 나면 매크로파지의 시점에서 생체의 시스템을 볼 수 있어야 한다. 그리고 원활한 기능을 위해선 자율신경의 균형이 잘 맞아야 한다.

과립구 인간 vs. 임파구 인간

매크로파지만으로는 잡다한 외적의 침입이나 이물을 다 방어해낼 수 없다. 그래서 이를 보조하기 위해 만들어진 게 과립구와 임파구다.

백혈구는 과립구:임파구:매크로파지 비율이 60:35:5 정도일 때 가장 균형이 잡힌 건강한 상태다. 이것은 자율신경의 강력한 영향 아래 있으며 우리 몸의 컨디션이나 외부 변화에 따라 그 비율이 달라진다.

화가 나거나 스트레스 아래서는 교감 우위가 되어 과립구 대 임파구 비율이 70:30, 즉 과립구 우위가 된다. 이 경우 싸우거나 달아날 준비를 해야 하므로 온몸이 전투태세에 들어가야 한다. 그리고 다칠지도 모르니 세균 침입 시 잘 싸우는 과립구를 많이 생산해내야 한다.

이때는 에너지 소비가 많으므로 혈액의 포도당이 증가하고, 그러면 인슐린이 분비돼 포도당을 지방산으로 바꿔 내장 지방에 비축한

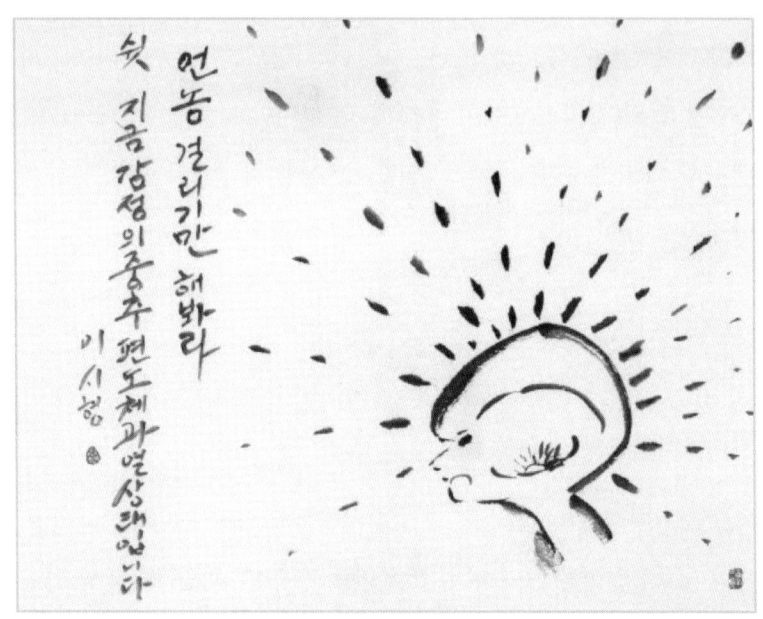

다. 스트레스를 받으면 당뇨병에 걸리거나 비만이 되는 건 바로 이 때문이다.

늘어난 과립구는 어디든 전투할 시빗거리를 찾아다닌다. 위장에는 언제나 노폐물, 중간대사물이 많다. 따라서 여기가 과립구의 공격점이 되어 자기 조직을 파괴한다. 이게 위궤양이다. 뿐만 아니라 점막 파괴병인 치조농루, 십이지장궤양, 대장염 등 염증이 병발한다.

더구나 과립구는 2~3일 만에 점막에서 사멸하는데 이때 다량의 활성산소가 발생해 조직 파괴를 더욱 촉진한다. 이런 '파괴-염증-수복' 현상이 반복되면 그 부위 세포의 유전인자에 손상이 오고 이것이 암을 만든다.

공격 태세가 발동되면 노르아드레날린 분비로 맥박이 빠르고 호흡이 거칠어진다. 그리고 '시상하부-뇌하수체-부신피질Hypothalamus-Pituitary-Adrenal Cortex'의 연쇄 반응, 즉 HPA AXIS가 가동된다. 이런 상태가 오래 지속되면 안 된다. 그러면 성격상 쉽게 흥분하거나 지나치게 활동적이고 공격적인 사람, 교감 우위의 이른바 '과립구 인간'이 된다. 매사에 열정적이고 완벽을 추구하기 때문에 쉽게 피곤해지지만 적당한 휴식을 취할 줄 모른다. 쉽게 욱하는 성격은 주위를 당황하게 만든다. 요즘 한국 사회에는 이런 과립구 인간형이 무척 많아졌다. 이런 사람이 위험한 이유는 과립구가 60 이상이 되면 상대적으로 임파구 수가 줄어들면서 면역력이 급격히 떨어지기 때문이다.

반대로 '임파구 인간형'은 부교감 우위로, 유유자적하고 매사에 소극적이며 행동도 느리다. 일보다 휴식이 많아서 에너지가 과잉 비축된다. 궤양성 질환이나 암에 잘 걸리지는 않지만 알레르기성 체질이 되는 게 문제다. 임파구가 35를 넘으면 알레르기가 더 심각해진다. 벌레에 물려도 쉽게 부어오르고 가려우며 심지어 전신 부종이 오기도 한다. 꽃가루 알레르기에서 심하면 천식이나 아토피로 발전할 수 있다.

과립구든 임파구든 어느 한쪽이 너무 많아지면 문제가 생긴다. 그리고 어디서든 교감과 부교감의 자율신경 균형이 잘 맞아야 한다. 면역 주체인 임파구는 침입한 이물이나 내부에서 생긴 이물 등의 성상에 따라 여러 형태로 분화되어 효과적으로 대응한다.

백혈구의 분화

매크로파지나 과립구는 덩치가 큰 세균이나 이물을 탐식해버리는 기능을 하므로 그 구조가 단순하다. 그러나 임파구는 아주 미세한 바이러스나 새로 생겨나는 다양한 외적의 공격에 효율적으로 대처하기 위해 여러 종류로 분화된다. 그리고 계속 새로운 형태의 임파구가 새로 발견되기도 한다. 암세포 킬러로 유명한 NK세포가 발견된 것도 1975년이었다. 여기서는 전문 독자를 위해 임파구의 여러 형태의 발달 과정이나 기능을 간단히 기술하겠지만 일반 독자는 건너뛰어도 좋다.

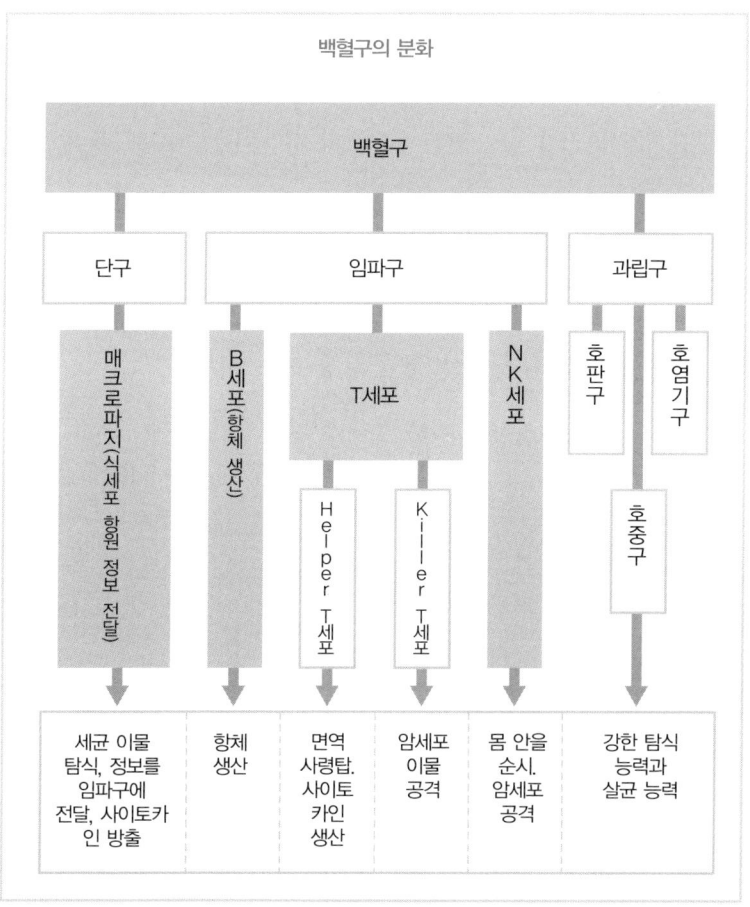

감기와 백혈구

감기에 걸리면 백혈구가 총출동한다. 으슬으슬 춥거나 미열이 나는 등 감기 기운을 느낄 정도면 이미 감기가 수일 전부터 시작되고 있었다고 보면 된다. 수일 전 추위에 노출되어 바이러스에 감염됐지만 잠복기에는 별다른 증상을 못 느낀다. 왜 이런 잠복기가 나타날까?

일단 바이러스가 침입하면 매크로파지가 이를 감지해 휴면 상태의 임파구를 깨운다. 바이러스는 작아서 매크로파지가 싸우지 못하므로 임파구를 깨워 출동시켜야 한다. 그러나 평소에는 임파구도 작아서 바이러스와 싸울 힘이 없다. 일단 바이러스가 침입하는 신호를 받으면 세포분열을 시작해서 작은 임파구는 1,000배로 늘어난다. 이렇게 새 임파구로 성장해 싸울 준비가 갖춰지기까지를 잠복기라고 하며 약 2~3일 걸린다.

임파구가 바이러스와 전투를 시작하면 열이 나고 맑은 콧물, 눈물 등 액체가 나온다. 온몸이 나른하고 일할 기분이 안 난다. 이건 쉬라는 신호다. 우리가 흔히 '몸살감기'라며 몸살과 감기라는 말을 함께 쓰는 건 최근에 과로로 몸 컨디션이 나빠져 면역력이 저하된 상태에 있었기 때문이다. 이때 찬바람을 쐬면 쉽게 바이러스가 침입한다.

임파구가 전투를 시작하면 발열과 함께 맑은 콧물, 재채기 등이 나오는데 이는 임파구가 싸움을 잘하고 있다는 뜻이다. 몸이 나른한 것은 쉬라는 몸의 본능적 신호다. 짐승은 아프면 먹지도 않고 구석에서 조용히 쉰다. 우리도 감기가 들면 입맛이 없어진다. 먹지 말고 쉬라는 뜻이다. 임파구가 수일간 이런 전투를 치러 성공하면 그다음은 과립구 차례다.

과립구 우위가 되면 바이러스와 싸운 잔해나 잡균 처리를 하게 되며 동시에 조직을 파괴하는 치료적 염증이 병발된다. 목이나 내이(內耳)에 염증, 통증이 생기는 건 치료를 위해 혈류가 모이기 때문이다. 이때는 맑은 콧물이 누런 콧물로 바뀌어 나온다. 이것은 백혈구가 싸운 잔해다. 아프거나 열이 나는 건 나아가고 있다는 증거다. 몸이 너무 쇠약하거나 면역력이 약하면 임파구에서 과립구로 바뀔 때 폐렴 등의 합병증이 생기기도 한다. 그래서 감기가 만병의 근원이라는 말도 나온 것이다.

가벼운 감기에도 매크로파지에서 임파구, 과립구 순으로 백혈구가 총출동한다. 백혈구의 힘이 약하면, 즉 면역력이 약하면 가벼운 감기 후에도 폐렴 등 합병증으로 목숨을 잃을 수 있다.

나이와 면역

나이가 들면 모든 게 떨어진다. 면역력도 예외가 아니다.
우선 생체방어 기능이 전반적으로 떨어진다. 여기에는 네 가지 계가 관여한다. 생체방어계, 대사계, 호르몬계, 신경계. 이들 시스템이 잘 협동하고 항상성이 유지돼야 한다.
그러나 나이가 들면 이 모든 기능이 떨어진다. 면역세포인 T임파구는 물론 부교감 기능도 떨어진다. 그리고 골수의 기능도 떨어져 단시간에 새로운 세포를 생산할 능력이 떨어지며 세포분열이 활발하지도 않다. 특히 골수의 과립구 생산이 떨어지므로 고령자는 충수염에 걸려도 백혈구 수가 상승하지 않는다.

그럼에도 불구하고 고령자는 다른 데서 이런 취약점을 보상함으로써 방어한다.

첫째, 면역 기억의 축적을 들 수 있다. 오래 살수록 감염 체험이 많아서 이를 극복하는 과정에 면역 기억이 축적되고 어떻게 처리할 것인지 전술 능력도 뛰어나다. 그야말로 백전노장의 지혜가 살아 있는 셈이다. 게다가 기억 담당 세포는 수명이 길어서 유사시 항체나 감작 임파구를 쉽게 빨리 만들어 외적에 대항한다.

둘째, 면역세포는 줄어들지만 점막 주변의 임파 조직 능력은 잘 유지되고 있다. 무리만 하지 않으면 청장년에 가까운 건강을 유지할 수 있다.

고령이 될수록 암 발생이 높아지긴 하지만 모든 기능이 떨어지기 때문에 암세포가 젊을 때처럼 빠르게 무한 증식은 되지 않는다. 노인들의 시체를 해부하면 작은 암이 여기저기 많이 발견되지만 생전에 암을 앓은 기록은 없다. 암을 갖고 있으나 증상이 발견되지 않은 조용한 암이다.

이시형 박사
면역이 암을 이긴다

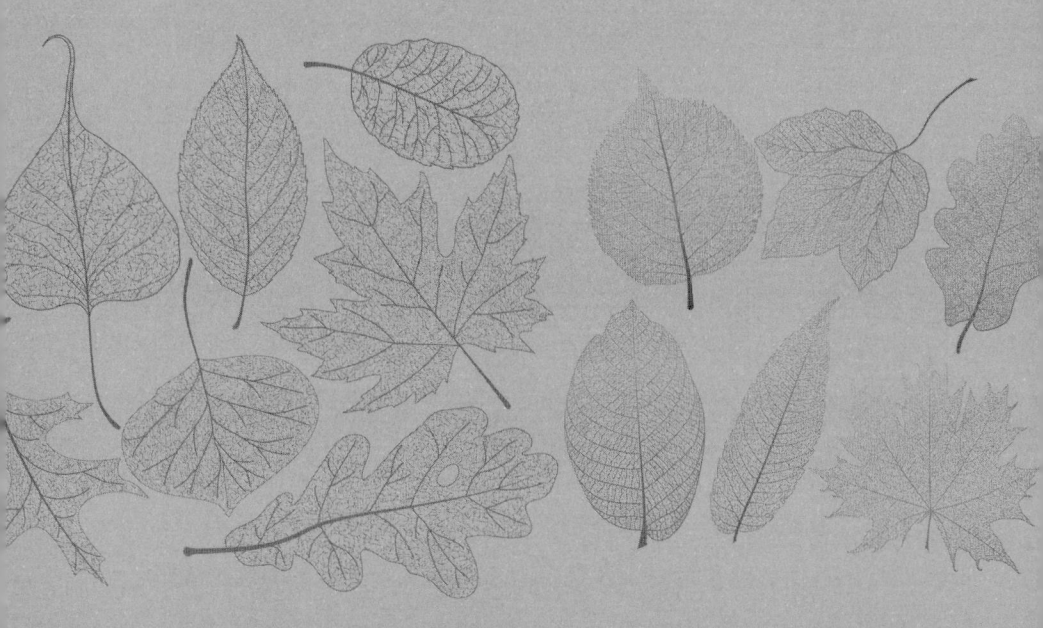

3

장과 면역

장과 면역

앞서 언급했다시피 면역은 장에서 70퍼센트, 뇌에서 30퍼센트를 담당한다. 그리고 장과 뇌는 서로 밀접한 연관을 갖고 영향을 주고받으며 면역력을 구성한다.

면역의 70퍼센트는 장이다

장관면역을 이야기하기 전에 장관의 역할부터 잠시 살펴보면 다음과 같다.

- 소화 및 흡수
- 운동 및 배설
- 면역

장은 뇌와 밀접한 연관을 갖고 서로 영향을 주고받지만 뇌와는 별도로 장 신경세포가 단독으로 장에 지령을 내려 유동운동을 하게 한다. 장은 뇌 신경전달물질의 전구체를 합성하는데 특히 세로토닌의 90퍼센트가 장에 있어 유동운동에 관여하며, 나머지 8퍼센트는 혈장에, 그리고 겨우 2퍼센트가 뇌에 있다. 장이 세로토닌 전구물질을 합성해 뇌로 보내야 비로소 뇌가 세로토닌을 합성하게 된다.

면역에는 주로 면역세포가 중심 역할을 하는데 매크로파지, 과립구, 각종 임파구 등이다. 그다음 가용성 단백질인 리소좀, 보체, 인터페론 등은 액성 면역물질로 면역의 일부를 담당한다.

면역세포는 다른 혈액 성분과 함께 골수에서 만들어지지만 그중 60~70퍼센트가 장관에 존재한다. 왜 이렇게 많이 존재하는가 하면 장관은 외부와 연계되어 있어서 외부 침입이 많기 때문이다.

장의 상재균과 면역

면역력의 70퍼센트가 장에 있다고 하지만 이는 장속에 살고 있는 상재균常在菌의 질이나 양과 밀접한 연관이 있다. 즉, 장내 환경에 따라 면역력이 크게 좌우된다.

상재균은 100조 개나 있으며 그 종류도 다양해서 400종이나 된다. 그러나 우리 몸에 미치는 영향에 따라 상재균도 세 종류로 분류된다.

- **유익균**: 비피더스균, 유산균 등 장에 유익한 균
- **유해균**: 웰 세균 등 장에 유해한 균
- **중간균**: 상황에 따라 유익균도 되고 유해균도 되는 균

이런 상재균은 주로 대장에 있으며 면역과 직접 관련이 있는 곳은 소장의 바이엘판이다. 여기가 장관면역의 중추 역할을 하는 곳이다. 바이엘판은 소장의 제일 끝부분, 즉 대장 바로 위 회장回腸에 분포돼 있는데 여기서는 M세포가 큰 역할을 한다. 입에서 섭취된 이물이나 병원균을 바이엘판으로 밀어 넣어 B세포, T세포 등의 면역세포군이 병원균 공격을 위한 항체인 면역글로부린 A로 무해화無害化한다.

장내세균의 기능은 다음과 같다.

- 면역력과 자연치유력을 높인다.
- 5,000종 이상의 효소를 만든다.
- 화학물질, 발암성 물질을 분해한다.
- 병원균을 배제한다.
- 소화, 흡수, 대사를 돕는다.
- 비타민을 합성한다.
- 세로토닌 등 행복물질의 전구체를 뇌로 보낸다.

따라서 장의 상태와 면역은 밀접한 관계에 있으며 장 건강이 곧 전신

에 영향을 미친다. 다시 말해 깨끗한 장이 깨끗한 피를 만든다.

장내 환경을 악화시키는 요인으로는 일단 식생활의 변화를 들 수 있다. 전통적인 한국식은 발효 식품이 많고 식물성 섬유질이 풍부하다. 그러나 지금은 식생활이 서구화되면서 장 건강은 물론 면역력이 크게 저하되고 있다.

둘째, 체내 리듬에도 큰 변화가 일어나고 있다. 생활 자체가 불규칙해지면서 식사 시간이나 내용이 크게 바뀌었다. 24시간 편의점, 야간 근무, 화려한 밤 문화, 회식 문화 등으로 장의 규칙적 활동이 저해되고 있으며 이렇게 변화된 생활 리듬 자체가 큰 스트레스로 작용한다.

셋째, 뭐니 뭐니 해도 스트레스가 가장 악질이다. 도시 생활환경의 변화, 복잡한 업무나 인간관계 등 현대인의 스트레스는 장내 환경에 치명적이다.

끝으로 운동 부족을 들 수 있다. 이는 일반적인 건강 전반에도 부정적이지만 특히 장내 환경에 나쁜 영향을 미친다. 식후에 가벼운 운동을 하면 소화에도 크게 도움이 될 뿐 아니라 장의 유동운동을 원활히 함으로써 변비를 예방하는 데도 효과적이다.

이상 장내 환경에 영향을 미치는 중요한 문제 네 가지를 기술했다. 이런 변화는 장 기능을 떨어뜨려 변비, 설사, 복부팽만감 등을 유발한다. 그대로 두면 대장에서는 장내 노폐물이 쌓여 장내세균의 균형이 무너지고, 소장에서는 장관면역의 주역인 바이엘판의 임파구 기능이 약해진다. 결과적으로 면역력이 약해진다는 문제가 있다. 노화는 장에서 시작한다고 해도 과언이 아니다.

유산균의 자연치유력

유산균은 장내 유익균의 대표 주자로 당질로부터 유산을 다량으로 만들어내는 세균을 총칭한다. 약 200종이 있는 것으로 알려져 있으며 흔히 프로바이오틱, 푸래, 신 바이오틱 등이 언급되는데 모두 유산균을 만들어내는 데 관여한다.

베스트셀러 《병에 안 걸리고 사는 법》의 저자 신야 히로미新谷弘美가 요약한 유산균의 기능을 정리하면 다음과 같다.

- 유해균을 억제하며 병원균 침입을 막고 장내세균 집단을 안정시킨다.
- 식물食物의 소화, 흡수, 대사 활동을 도와 미네랄의 흡수와 배출을 컨트롤한다.
- 장내 부패를 억제하고 설사와 변비를 막으며 유해물질과 병원균을 먹어치워 억제한다.
- 비타민류, 부신피질 호르몬, 여성 호르몬 등의 합성 작업을 돕는다.
- 바이러스 증식과 병의 발증을 저지하는 인터페론을 만들어내는 능력을 높인다.

이시형 박사
면역이 암을 이긴다

이상의 기능을 훑어볼 때 장의 면역과 유산균은 밀접한 연관이 있음을 알 수 있다. 시중에서 판매되는 유산균은 복용 후 위장의 강력한 산성 때문에 장에까지 닿지 못하는 약점이 있다. 최근엔 장까지 안전하게 도달하는 유산균이 많이 개발되고 있는데, 실제로 장에 유익한 것은 유산균 자체가 아니고 유산균의 분비물 및 균체물질이다. 최근에는 16종의 유산균을 두유를 이용해 배양한 제품이 시중에 나와 있다.

유산균은 세포벽에 강력한 면역증식인자를 갖고 있어서 이것이 T세포, B세포 등 임파구를 자극한다. 유산균을 이용한 면역요법을 'FLORA(장내세균총론) 건강법'이라 부르는 이유가 여기 있다. 그리고 이게 면역력을 높인다.

장내세균 건강을 위한 몇 가지 팁을 제공하면 다음과 같다.

- 곡류, 야채류, 콩류, 과물류 등 식물성 식품의 섭취는 장내세균의 좋은 먹잇감이 된다.
- 발효 식품을 먹는다.
- 식물유를 섭취한다.
- 가공식품은 피한다.
- 모든 음식을 잘 씹어 먹는다.
- 적절한 운동을 한다.
- 자연친화적 생활을 추구한다.

이것이 바로 프로바이오틱스다. 하지만 오늘날 의료 기술의 발달로 강력한 약이 개발되면서, 장내세균의 균형이 난조에 빠져 인간이 원래 갖고 태어난 자연치유력이 약해지고 있다는 점은 안타까운 일이다.

변비에 걸리면 안 되는 이유

변비를 가볍게 생각하면 안 된다. 장내 환경을 나쁘게 하는 요인인 만성적인 변비는 골칫거리다. 몇 가지 중요한 요인들을 기술하면 다음과 같다.

- 식사량이 적다. 동물성 단백질 등 영양가 높은 음식을 섭취하기 때문에 먹는 식사량이 적어서 유동운동이 잘 일어나지 않으므로 노폐물이 장에 정체되기 쉽다. 편식이나 다이어트 역시 식사량이 줄어드는 요인이다.
- 식물성 섬유 섭취가 절대적으로 부족하다. 갑자기 많은 사람들이 고기를 먹을 형편이 되면서 상대적으로 채소 등 식물성 섬유 섭취가 줄어들었다. 그러면 대변 양이나 덩어리가 적어지기 때문에 변의를 못 느끼거나 유동운동이 저하된다.
- 감자, 고구마 등 불용성 식물섬유의 과다 섭취로 변이 너무 딱딱해진다.
- 수분 섭취의 부족으로 변이 부드럽지 못하다. 하루 2,000cc의 물을 권장하

- 지만 실제로 그만큼 마시는 사람은 많지 않다.
- 운동 부족이 장의 유동운동 촉진을 방해한다.
- 스트레스가 많다. 장에는 장신경과 자율신경이 이중으로 분포되어 있는데 스트레스를 받으면 장이 긴장하면서 유동운동이 일어나지 않는다.
- 체내 리듬의 난조는 장내 환경의 악화는 물론이고 자율신경의 균형을 무너뜨려 장의 전반적인 기능을 약화시킨다.
- 장시간 회의나 시간의 압박이 많은 현대인은 변의를 참아야 하는 경우가 많기 때문에 직장이나 항문에서 변의 자극이 둔해진다.
- 생활과 식사 습관 등의 난조는 체내 리듬의 난조로 이어지며 이는 자율신경의 균형을 무너뜨려 장의 움직임을 둔화시킨다.
- 월경 전 증후군으로 변비가 생기기도 한다. 생리 전 황체호르몬의 작용으로 장관의 움직임이 저하된다.
- 고령화 사회가 되면서 나이가 들면 장관 기능의 저하로 변비가 생긴다. 여기에 운동 부족, 식사량 감소 등이 더해져 변비가 악화된다.
- 변비 치료를 위한 자극성의 하제下劑를 장기 복용하면 대장 기능이 점점 나빠진다.

변비를 그냥 두면 무엇보다 면역력이 떨어진다. 통변을 잘 하기 위해선 식물성 섬유 이외에 장내세균의 힘이 중요하다. 요구르트에 한천을 섞어 디저트로 먹으면 변비도 예방할 수 있고 면역력을 증강시키는 유익균을 증식시킨다. 낫토, 야채 등 다당류를 섭취하는 것도 좋다.

당신의 식생활 습관은 건강합니까

다음은 장력腸力을 체크하기 위한 생활습관 문항이다. 해당되는 문항에 체크하고 1점씩 매겨보자.

식생활 습관 체크리스트

번호	내용
1	식사가 불규칙적이다.
2	음식을 빨리 먹어치운다. 한 끼에 10분이 채 안 걸린다.
3	어류보다 육류를 많이 먹는다.
4	한국 전통식보다 서구식이나 퓨전 음식을 잘 먹는 편이다.
5	맵고 짠 음식을 좋아한다.
6	식물성 섬유질 섭취가 부족하다.
7	식후 아랫배가 볼록 튀어나온다.
8	물을 잘 마시지 않는다.
9	저녁 식사가 늦는 경우가 많다.
10	폭음, 폭식하는 경향이 있다.
11	다이어트 중이거나 최근에 한 적이 있다.
12	외식이나 편의점에서 식사하는 경우가 자주 있다.
13	변비나 설사가 잦다.
14	대사증후군으로 진단받은 적이 있다.
15	생활 리듬이 아주 불규칙적이다.
16	스트레스가 잘 해소되지 않는다.
17	수면이 부족한 것 같다(6시간 미만).
18	장 건강을 위한 유익균 등 식품보조제를 따로 먹지 않는다.
19	김치, 된장을 싫어한다.
20	즐거운 식사보다는 의무적으로 먹는 편이다.

이시형 박사
면역이 암을 이긴다

※ 위 문항은 마쓰이케 쓰네오松生恒夫의 장력 체크를 위한 생활습관 문항을 한국 실정에 맞게 개정, 보충한 것이다.

체크 결과
3점 이하: 장이 건강한 상태
4~8점: 장 기능이 둔화된 상태
9~12점: 장내 환경이 악화된 상태
13점 이상: 장이 위험한 상태

13점 이상이면 소화기내과의 전문 진료를 권한다. 그 이하인 경우 본서에서 제시하는 여러 가지 식생활 지침을 잘 참고해서 장 건강을 위해 노력해야 한다.

선마을에서는 어린이집과 유치원에서 세로토닌 키즈 프로그램을 운영하고 있다. 건강한 생활습관을 어릴 적부터 길러주자는 취지에서다. 엄마들을 대상으로 한 강연에서는 "잘 노는 아이가 머리가 좋다"고 말한다. 그러면 엄마들의 얼굴에는 놀라는 표정이 역력하다. "흘린 밥도 주워 먹게 하라." 이 대목에 오면 장내는 불안과 혼란으로 어수선해진다.

우리는 너무 청결해서 문제가 생긴다. 아이들이 쉽게 알레르기 질환을 앓거나 감기에 더 잘 걸리는 것은 모두 면역력 저하에서 온다. 예전에 우리가 자랄 적에는 채소와 과일에 곰팡이 등 여러 가지 균류가 붙어 있어서 이것들이 아이들의 면역계를 자연스레 활성화했다. 하지만 요즘 '깔끔이' 엄마들은 잦은 청소를 비롯해 지나친 청결 의식이 문제가 될 지경이다. 아이들의 면역은 엄마에게서 물려받은 자연면역만으로는 복잡한 세상을 살아가는 데 충분하지 않다. 자라면서 주변 환경에 따라 새로 얻게 되는 획득면역도 강하고 많아야 한다.

주로 항체를 중심으로 하는 액성 면역은 장에 분포돼 있고 세포성 면역 역시 점막층에 분포돼 있는데 이 두 가지 면역 체계가 튼튼해지려면 더러 잡균도 먹어야 한다. 너무 깔끔하거나 청결하면 면역이 필요한 이유가 없다. 그리고 아이들은 자연 속에서 뛰어 놀아야 흙도 먹고 튼튼해진다. 야생 짐승들을 보라. 흙 속에 뒹굴면서 자란다. 그래서 튼튼한 면역력이 길러진다.

아이들이 잡균에 접촉할 기회가 없으면 면역이 생길 리도 없다. 식탁에 흘린 밥은 주워 먹게 해야 한다. 식탁도 얼마나 깨끗한가. 그 정도 잡균은 먹어야 아이들의 면역력이 강해진다. 식탁에 무슨 심각한 병균이 묻어 있는 것도 아니다. 기껏해야 잡균이다. 그 정도쯤은 먹어야 튼튼한 아이가 된다.

또한 보기 좋은 과일보다 못생긴 과일을 먹어야 한다. 예쁜 과일은 예외 없이 나무에서부터 봉지에 쌓여 있다. 봉지 없이 자연 속에서 자라면 자외선을 받아 기미, 주근깨가 생겨 못난이가 된다. 하지만 이걸 먹어야 예쁜 과일보다 10배나 많은 영양 성분을 얻을 수 있고 면역력도 증가해 튼튼해진다. 예쁜 건 안 된다. 오이, 호박, 곶감에도 색칠을 한다는 사실을 아는가. 이 중엔 발암제도 있다.

이시형 박사
면역이 암을 이긴다

식물섬유의 기능

몇 해 전까지만 해도 한국인의 평균 밥상에 오르는 반찬은 나물, 김치, 된장이 전부였다. 1980년대쯤부터 형편이 나아지면서 소박한 전통 밥상 위주의 식탁에 큰 변화가 왔다. 한마디로 채소가 줄고 고기가 늘었다. 특히 한창 자라는 세대는 갑자기 식성이 서구식으로 변하기 시작했다. 그러면서 당뇨병, 고혈압 등 이른바 '생활습관병'이 급증했다.

옛날 우리 밥상이 참으로 건강식이었다는 게 요즘 영양학자들의 공통된 의견이다. 영양학계 보고에 따르면 우리는 먹어야 할 식물섬유의 3분의 1밖에 섭취하지 않고 있다. 이제는 미국에서도 한국의 양념과 전통음식을 따라 하느라 야단이다. 실제로 클린턴 정권 때 설탕과 소금과의 전쟁을 국책으로 추진해 상당한 성과를 올렸다고 한다.

여기서 식물섬유가 장관면역에 미치는 중요한 4대 기능을 적어본다.

- **보수성**保水性: 수용성 식물섬유는 물을 품고 있기 때문에 변을 부드럽게 하고 변의 양을 부풀려 배변을 촉진한다. 따라서 변비가 해소될 뿐 아니라 장에 남아 있는 노폐물이나 유해물질을 함께 쓸어내림으로써 장을 대청소하는 역할을 한다. 장이 깨끗해지고 윤기가 난다.
- **점성**粘性: 수용성 식물 중 특히 글루코만난 등은 물에 녹으면 겔GEL 모양이 되

어 찐득거리기 때문에 소화관 내를 천천히 이동한다. 덕분에 혈당치나 LDL 콜레스테롤 상승을 억제하는 효과가 있다.

- 흡착성吸着性: 우리 몸속에 들어온 식물 내의 유해물질을 흡착, 변과 함께 배설시키는 디톡스 효과가 있다. 그리고 몸 안에 여분의 콜레스테롤이나 담즙산의 배출을 촉진해 유해한 LDL콜레스테롤을 감소시킨다.
- 발효성酸酵性: 대장의 유익균에 의해 분해돼 유기산이나 지방산으로 바뀌어 대장 내를 산성으로 유지한다. 약알칼리성을 좋아하는 유균이 감소돼 장 내 환경이 좋아진다. 그리고 낙산酪酸은 대장의 에너지원이 된다.

장의 에너지원, 글루타민

장을 움직이는 에너지원이나 임파구 영양의 원천을 밝히는 것은 장관면역을 강화하는 데 대단히 중요하다. 여기에 대한 연구는 1950년대 미국 국립위생연구소(NIH) 팀(헨리 이글Henry Eagle, 허버트 윈드 뮐러Herbert Wind Mueler, 에릭 뉴스 홈스Eric News Holms, 존 앨버티John Alberty)에서 많은 보고서를 냈는데 글루타민이라는 물질이 대단히 중요한 역할을 한다는 게 밝혀졌다. 면역세포의 발육이 오직 글루타민이 첨가된 환경에서만 가능하다는 것이다. 1970년대에 NIH 팀은 소장의 영양분이 상식과는 달리 포도당이 아니라 글루타민이라는 사실도 밝혔다. 이후 1980, 1990년대에도 계속해서 글루타민과 장관면역의 중요성이 밝혀졌다.

이시형 박사
면역이 암을 이긴다

이들 연구를 종합하면 글루타민은 소장 점막의 최대 에너지원이다. 그리고 대장 점막에서는 두 번째로 중요한 에너지원이 된다. 또한 임파구 등 면역세포의 발육과 증식을 촉진하고 면역력을 높이는 기능을 한다.

글루타민은 아미노산의 일종인데 장관면역에서 없어선 안 될 귀중한 물질이다. 건강한 사람의 경우 하루 5밀리그램을 의식적으로 섭취해야 하며 건강에 문제가 있을 때는 20~30밀리그램으로 증량해 섭취할 것을 권하고 있다.

장을 튼튼하게 하는 건강식품이 많지만 그중에서도 글루타민은 장관면역에서 빼놓을 수 없는 귀중한 물질이다.

건강과 장수의 비결, 효소

효소는 우리 몸 안에서 합성되는 단백질로, 생체 속에서 행해지는 거의 모든 화학 반응의 촉매 구실을 하는 고분자 화합물의 총칭이다. 따라서 효소를 생명의 원源이라 해도 과언이 아니다. 이것 없이는 소화를 비롯해 생체 내 어떤 화학 반응도 일어나지 않기 때문이다.

체내에서 만들어지는 효소는 크게 소화 효소와 대사 효소 두 가지로 나뉘며 대개는 장내세균이 만든다. 효소는 인체 내에 5,000종 이상인 것으로 알려져 있는데 한 개의 효소는 한 개의 화학 반응에만 관여한다.

효소는 촉매 작용뿐 아니라 해독에도 크게 관여하며 이것이 부족하면 노화가 촉진될 뿐 아니라 여러 발병의 원인이 될 수 있다. 따라서 효소를 아껴 쓰고 체내 효소를 활성화해 장내세균이 활발하게 기능할 수 있는 장내 환경을 만드는 게 면역 강화는 물론 건강과 장수의 비결이다.

그러기 위해 우선 신선한 식자재를 먹고 효소가 파괴되지 않도록 자연에 가까운 상태로 먹는 게 중요하다. 그리고 좋은 물을 섭취한다. 효소가 잘 기능하려면 16종의 비타민과 60종의 미네랄이 필요하다. 이들을 풍부하게 함유한 곡물, 야채, 해조 등을 섭취한다. 효소는 열에 약하므로 생으로 먹는 게 효과적이다. 명심하라. 저체온은 효소 활성도를 떨어뜨린다.

활성산소를 무력화하는 파이토케미컬

파이토케미컬phytochemical은 야채가 자외선으로부터 스스로를 보호하기 위해 만들어내는 식물성 화학물로서 활성산소를 무해화無害化하는 데 큰 역할을 한다. 활성산소는 세포를 녹슬게 하고 피부 기능을 약화시키며 혈관벽을 파괴하는 등 노화를 촉진한다. 그래서 생활습관병을 만드는 원흉으로 지목받고 있다.

1980년대 미국에서는 활성산소 흡수 능력을 수치로 표시하도록 해서 'FIVE A DAY' 운동을 벌인 바 있다. '하루 다섯 접시 이상 색이 있는 야채, 과일을 먹자'는 운동인데 그 후 발암률이 떨어졌다는 보고가 있다.

파이토케미컬의 기능을 요약하면 다음과 같다.

- 활성산소의 제거
- 상처 난 세포(유전자) 수복
- 암세포의 증식 저지
- 감염에 대한 저항력 증강
- 면역력 향상
- 기억력, 집중력 향상
- 노화 방지

흔히 먹는 야채의 ORAC(Oxygen Radical Absorbance Capacity, 활성산소 흡수 능력 측정) 수치는 시금치가 29로 가장 높다. 상추, 브로콜리, 배추는 13, 당근은 12, 양파는 10이다. 선마을에서는 색이 있는 채소와 과일의 항산화 작용을 활용해 일곱 색깔의 채소를 넣은 '무지개 비빔밥'을 제공하고 있다. 색깔마다 다양한 효과를 내는 대표적인 항산화 음식이라고 할 수 있다.

프로폴리스는 탁월한 항암 작용 및 항산화 작용으로 따로 기술해둔다. 약 20~30종의 폴라보노이드 식물에 함유된 황색계 색소 성분이 함유되어 있으며 항균, 살균, 항 바이러스뿐 아니라 항염 작용, 면역 조정, 세포신진대사 촉진, 조혈 작용, 혈류 개선 등의 탁월한 효과가 있는 것으로 보고되고 있다.

콜라겐의 항암 작용

콜라겐collagen은 단백질의 일종으로서 피부 탄력을 위한 미용 성분으로 오랫동안 사용돼왔으며 최근에는 의학용으로도 쓰이기 시작했다. 상처받은 세포가 분열, 변이, 증식을 반복해 암성화癌性化되는 것을 콜라겐이 세포를 모아서 암세포 발생을 예방하기 때문이다.

한편 콜라겐은 뼈, 연골, 건腱, 인대, 내장을 포함한 점막을 비롯해 모든 조직에 탄력을 준다. 특히 위의 점막하층에는 조직의 토대로서 콜라겐이 많이 함유돼 있어 이를 섭취하면 장의 점막이 튼튼해지고 장관면역이 잘 기능하게 된다.

콜라겐은 뼈를 구성하는 성분의 3분의 1을 차지하며 칼슘, 마그네슘과 결합해 탄력 있는 뼈를 만들어준다. 따라서 골수의 조혈 기능을 도와 면역과 직접적인 관련을 갖는다. 모세혈관의 1층은 100퍼센트 콜라겐으로 돼 있어서 이를 섭취할 때 혈류 개선, 면역력 저하의 요인인 저체온을 해소하고 체온 상승과 함께 면역력도 향상된다.

특히 피부가 부드러운 광어 등 흰 생선의 어피魚皮가 콜라겐 흡수에 좋다. 콜라겐은 전반적으로 탄력과 유연성을 제공해 위축성 위염, 혈관 노화 등을 예방하고 암 예방에 도움이 된다. 이것이야말로 적극적 암 예방책이다. 시중에는 태반과 함께 만든 제품이 나와 있다. 태반은 체내에서 콜라겐 생성 및 촉진, 면역 부활 작용을 활성화한다고 알려져 있다.

체내에서 합성되는 콜라겐은 20세가 지나면 매년 1~2퍼센트 감소하는데 이에 비례해 NK세포의 활성도 저하되는 것으로 보고되고 있다.

토종닭으로 끓인 삼계탕은 왜 맛이 좋을까

양계장에 가본 적이 있는가? 이곳에서는 닭이 숨도 못 쉴 정도로 밀집 사육을 한다. 양계장이라기보다 차라리 공장에 가깝다. 24시간 불을 켜놓아 자연의 리듬에 따라 움직이는 체내 시계가 완전히 난조에 빠진다. 밤낮이 없어 하루에 계란을 두 개나 낳는다. 이렇게 밀집된 환경에서 운동도 제대로 할 수 없으니 면역력이 생길 리 없다. 조류 인플루엔자라도 침입하면 꼼짝없이 당할 수밖에 없다. 양계장은 비상이다. 한 마리라도 걸리면 그곳 닭들은 모두 생매장이다.

이건 자연에 대한 배신이요, 반항이다. 닭은 원래 이렇게 자라지 않았다. 시골 닭을 보라. 들로 산으로 제멋대로 돌아다닌다. 흙도 쪼아 먹고 솔씨도 주워 먹는다. 닭은 태어나면서 쪼는 본능을 타고났다. 흙 속에 있는 토양균을 쪼아 먹으니 몸도 튼튼, 면역도 튼튼이다. 이러고 돌아다니다 해가 지면 닭장으로 들어간다.

시골 토종닭 백숙을 먹어본 적이 있는가? 맛이 다르다. 고소하고 쫄깃쫄깃하다. 흙 속의 토양균은 만물을 움트게 하는 생명의 원천이다. 씨를 뿌리면 흙에서 싹이 트고 끝내는 큰 거목으로 자란다. 땅을 파 봐야 흙덩어리뿐이지만 거기엔 보이지 않는 토양균이 있어서 우주 만물을 길러내는 것이다. 이걸 먹고 자란 닭과 인공사료를 먹고 자란 닭이 맛이 같을 수가 없다.

우리는 자연과 너무 멀어졌다. 그나마 흙이 묻어 있는 뿌리도 얼마나 깨끗이 씻어내는가? 아예 껍질을 벗겨낸다. 식기도 방부제로 닦아 아주 무균 상태로 만든다. 우리 어릴 적엔 밭에 배추를 뽑아 대충 흙을 털고는 그냥 먹었다. 인간도 흙을 먹어야 한다. 흙 속에는 만물을 키워내는 유익한 토양균이 가득하기 때문이다.

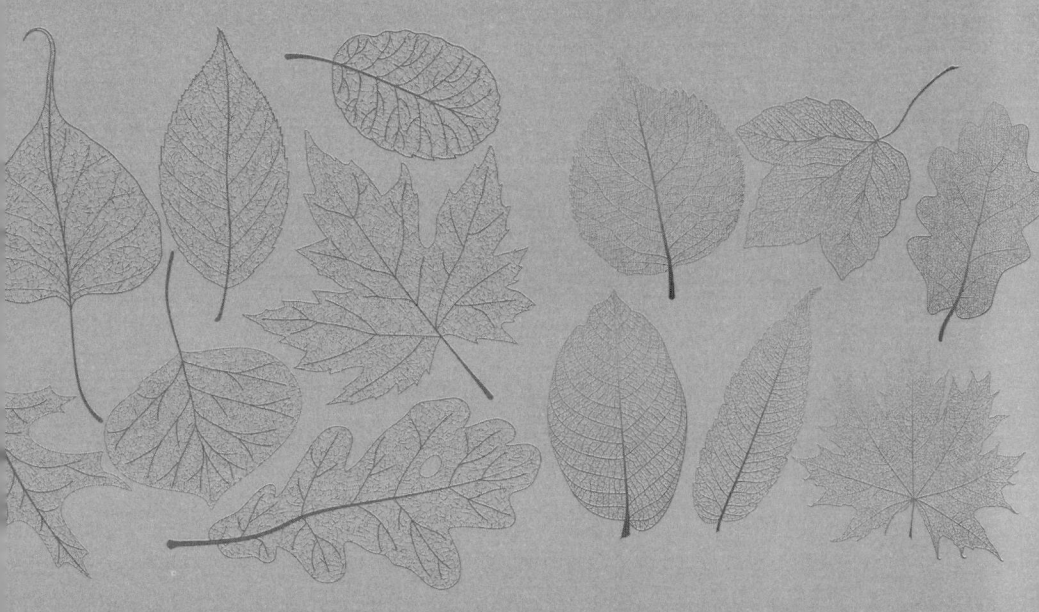

4

암과 면역의 관계

암과 면역의 관계

모든 질환이 면역을 빼놓고는 생각할 수 없다. 특히 암의 예방 및 치료는 면역의 발달과 함께 눈부시게 발전해왔다. 하지만 아직도 암은 사망 원인 1위이며 무섭고 위험한 병이라는 사실은 바뀌지 않았다.

일부가 아닌 전체를 보라

암은 발생된 국소 부위만을 봐선 그 정체를 알 수도 없거니와 치료도 바르게 되지 않는다. 그런데도 암 전문가들은 대체로 암이 발생한 국소적 소견을 중시하는 경향이 있다. 따라서 환자의 생활사, 인간사 전체를 보는 시각이 약하다.

　암은 암 세력과 면역억제세포의 세력 다툼에서 일어난다. 암 유전자가 자동차의 액셀이라면 암 억제 유전자는 브레이크 역할이다. 서로 시소를 하듯 균형이 잡혀 있으며 이 힘의 균형이 무너지면 암이 된다. 암세포는 건강인들도 하루 5,000개나 생기지만 면역억제세포가 탐식함으로써 암이 발생하지 않고 건강하게 지낸다. 그러나 무슨 원인으로든 면역억제세포가 약해져 제대로 기능을 못 하면 암세포가 증식해 암이 된다. 문제는 왜 면역 억제력이 약해지느냐에 있다. 암이 아직 미궁인 것은 여기에 대한 설명이 학자마다 다르기 때문이다.

발암 요인으로 담배, 음주, 비만, 자외선, 바이러스 감염 등 다양하게 지적되고 있지만 특정 요인에 책임 전가를 해도 별 의미가 없다. 암 발생의 자세한 기전은 아직도 완전히 해명되지 않았다. 많은 학자들은 스트레스를 주목한다. 이 세계에 살고 있다는 것 자체가 유전자에 스트레스를 주고 있는 게 아니냐는 생각에서다. 유전자에 스트레스가 쌓이는 것, 즉 유전자의 노화 현상이 바로 암이라는 병의 정체다. 암은 외부에서 오는 침입자가 아니라 자기를 비추는 병이라고 한 아보 토오루安保徹 박사의 말에 전적으로 동감한다.

우선 시야를 넓혀 정신신경면역의 입장에서 전인적 접근을 해야 암의 전체상이 그려진다. 최근 학계 보고에 따르면 일부 학자들은 스트레스가 암의 주원인이라고 단언한다. 내가 만난 환자들과의 대담을 생각해보면 이런 견해에 전적으로 동감한다. 환자들은 암 발생 전에 큰 스트레스를 겪고 있었다는 게 공통 소견이다. 여기에 암이라는 진단을 받으면 스트레스는 증폭된다. 그리고 치료 중에도 재발 위험에 대한 불안과 걱정 등 스트레스가 암의 진행에 결정적인 영향을 미친다.

암은 가혹한 스트레스 상황에 적응하기 위한 현상이라 할 수도 있다. 따라서 지금 받고 있는 치료가 면역 억제력을 지나치게 약화시키는 것이라면 잠시 쉬거나 중단도 고려해봐야 한다.

암과 스트레스

스트레스를 받으면 교감신경 우위로 된다. 그러면 과립구가 증가한다. 화가 나 싸우거나 할 때 다치면 세균 침입에 대비하기 위한 예방 수단이다. 과립구가 세균 등 큰 이물에 대한 공격력이 강하기 때문이다. 물론 스트레스를 받는다고 해서 반드시 다치는 일이 일어나지는 않는다. 그러나 일단 생긴 과립구는 공격성이 강해서 싸울 곳이 없나 시빗거리를 찾는다. 문제는 위장이다. 여기엔 언제나 노폐물과 중간 대사물 등이 남아 있다. 평상시라면 그냥 넘어갈 일이지만 증가한 상태의 과립구는 '와! 여기다' 하고 싸움을 건다. 이렇게 위장벽과 싸워 염증을 만든다. 이게 위궤양이다. 과립구는 여기서 그치지 않는다. 생존 기간은 1, 2일에 불과한데 점막에서 죽을 때 대량의 활성산소를 발생시켜 염증을 더욱 확대, 악화시킨다.

하지만 우리 몸의 항상성 법칙은 상처 난 조직을 원래 상태로 수리하고 복원한다. 여기서 끝나면 다행인데 다음에 또 스트레스를 받으면 같은 일이 되풀이된다. '상처-복원'이 되풀이되는 동안 그 부위 조직에 유전자변이가 일어나게 된다. 수리 복구를 위해 세포가 이상 증식되지만 억제 유전자가 변이를 일으켜 작동을 하지 않기 때문에 계속 증식된다. 이게 암이다.

교육심리학자 로버트 글레이저Robert Glaser 등에 따르면 스트레스는 손상된 DNA 수리를 저해하고 NK세포 활동을 저하시킨다. 그리고 암의 치료 경과에 결정적인 영향을 미친다. 따라서 사회적 지지나 스트레스 대처법 등 교육이 아주 중요하다.

설상가상으로 과립구가 증가하면 임파구가 상대적으로 감소하므로 면역력이 저하돼 증식하는 암세포를 잡아먹거나 처리할 능력이 떨어진다. 그리고 스트레스를 받으면 혈관이 축소돼 말초 조직에 혈류가 감소하고 영양분 공급이 줄어들며 저산소, 저체온 상태가 된다.

저산소, 저체온이 되면 그 부위의 세포가 호기성 미토콘드리아에서 혐기성 해당세포로 전환돼 이것이 세포 증식을 촉진시켜 암 발생을 자극한다. 저산소, 저체온 상태에서 세포는 살아남기 위해 증식을 할 수밖에 없다. 그러기 위해 분열 증식이 쉬운 혐기성 해당세포로 될 수밖에 없다. 그런 의미에서 암은 나름의 적응기전이다.

저산소, 저체온 상태에서는 세포가 당을 쓰지 못해 혈액 속에 당이 많아진다. 당은 혈액 속에 있어선 아무 힘을 못 쓰고 일단 세포로 들어가야 힘을 쓰는데 저산소, 저체온 상태에서는 세포 속으로 당이 들어갈 수 없다. 그러는 사이 해당계 세포는 암화癌化되면서 남아도는 포도당을 써가며 무한 증식한다. 따라서 치료는 '저산소, 저체온,

고혈당' 상태를 '고산소, 고체온, 정상혈당'으로 바꿔야 한다. 이것은 생활습관 개선으로 가능하다.

여기에 암이라는 진단을 받으면 스트레스는 더욱 증폭되고 이 또한 암을 촉진시키는 요인이 되는 악순환이 이어진다. 이렇듯 스트레스는 암을 만들기도 하지만 치료 경과 역시 스트레스 대처를 어떻게 하느냐에 따라 예후가 달라진다. 도널드 로이드Donald Lloyd는 "스트레스는 암뿐만 아니라 만병의 원인이다"라고 했고 제인 G. 골드버그 Jane G. Goldberg는 "정신과 치료가 곧 암 치료가 된다"고 했다. 많은 학자들이 암의 발생에서 치료에 이르기까지 스트레스의 중요성을 역설한다.

짐승은 오직 '쾌快-불쾌不快' 원칙에 따라 행동한다. 좋으면 하고 싫으면 안 한다. 스트레스가 생길 수도 없고 암이 생길 수도 없는 게 동물의 세계다. 문제는 인간이다. 인간도 이런 원칙에 따라 살 수만 있다면 스트레스도, 암도 걱정할 게 없다. 인간은 좋아도 참아야 하고 싫어도 해야 할 일이 너무 많다. 이게 바로 스트레스다. 이게 오래 쌓이면 시상하부에 난조가 생긴다. 기분이 나쁘면 밥맛이 없다. 설사가 난다. 여성들은 생리주기가 불규칙해지고 여드름이 튀어나온다. 스트레스 초기 증상이다. 이게 해결되지 않은 채 오래 지속되면 어떻게 되겠는가. '언제나 마음을 즐겁게'가 암 치료 원칙의 첫 번째가 돼야 하는 배경은 여기 있다.

암은 어떻게 만들어지는가

암화의 기전은 아직 완전히 해명되지 않았다. 다 설명하려면 두꺼운 책을 따로 한 권 써도 모자란다. 그리고 그건 내가 할 수 있는 영역도 아니다. 이 책의 목적은 면역력 강화에 있으므로 다음과 같이 암화를 간단히 정의하고자 한다. '암화란 세포의 유전자가 돌연변이하는 것'이라 이해하면 충분하다.

암세포를 현미경으로 보면 기분 나쁘다. 인상이 고약한 악상^{惡相}이다. 정상세포는 50회 정도 분열을 되풀이하고 나면 자동 정지하고 사멸한다. 이렇게 노화 프로그램이 내장돼 있어서 일정한 수명이 정해져 있다. 그러나 암세포는 이런 프로그램이 없어 무한으로 증식하며 늙지도 죽지도 않는다. 암 크기가 1센티미터 정도면 무게는 1밀리그램, 암세포는 10억 개다. 여기까지 오는 데 10년은 족히 걸리며 30회 정도의 분열이 필요하다. 1개 세포에 변이가 생겨 치료를 요할 정도의 암으로 성장하기까지는 20~30년 걸린다. 그러나 무게가 1밀리그램인 암이 1킬로그램이 되기 위해서는 10회 분열이면 충분하다.

암의 기전은 아직 확실히 밝혀지지 않았지만 발암에서 경과에 이르기까지 생활습관이나 스트레스는 결정적인 영향을 미친다.

해당계와 미토콘드리아계

38억 년 전 인류는 단세포생물에서 시작됐다. 당시 지구에는 산소가 없었다. 따라서 단세포생물은 산소 없이 당을 분해해 에너지로 사용, 생명을 유지해왔다. 이것을 해당계解糖系라 부른다. 20억 년 전부터 광합성균이 등장하면서 지구상에 산소가 발생한다. 산소를 싫어하는 혐기성 세포는 산소에 의해 산화, 세포가 파괴되기에 이른다. 이에 산소를 좋아하는 호기성 세포를 만들지 않으면 안 되게 되었다. 이게 미토콘드리아계 세포다. 그래서 지금도 인간의 세포에는 성질이 다른 두 개의 세포가 공존하는 형태로 돼 있다.

해당계는 당질만으로 산소 없이 에너지를 만들어 쓰니 빠르고 단

세포 속 두 개의 에너지 생산공장

	해당계	미토콘드리아계
원료	당질만으로 산소 없이	당질, 지질, 단백질 + 산소, 햇빛
과정	빠르고 단순함	느리고 복잡함
에너지 양	1	18배
제조 장소	세포질	미토콘드리아

"인류의 진화는 효율 높은 미토콘드리아를 잘 활용해온 결과다."

이시형 박사
면역이 암을 이긴다

순하지만 한 세포당 에너지 생산량은 적다. ATP 2분자밖에 안 된다. 반면 미토콘드리아계는 당질뿐 아니라 지질, 단백질, 산소, 햇빛 등을 원료로 에너지를 생산하므로 과정이 복잡하고 느리다. 그러나 에너지 생산량은 ATP 38분자로 해당계보다 18배나 높다.

인류의 진화와 발달은 이 효율 높은 미토콘드리아계를 잘 활용해 온 결과라 볼 수 있다.

혐기성 세포 vs. 호기성 세포

인체 각 기관의 용도나 기능에 따라 혐기성이냐 호기성이냐가 결정된다. 해당계 세포는 에너지 생산 과정이 단순하고 빨라서 순발력을 요하는 기관에 분포돼 있다. 근육 중에도 속근速筋은 해당계 세포가

미토콘드리아

- 미토콘드리아의 에너지 생성 과정은 복잡하며 당질, 지방질, 단백질, 산소, 햇빛을 원료로 한다.
- 해당계처럼 쉽게 증식할 수 없다.
- 증식 억제 유전자
- 산소 부족 → 위험 → 산소 없는 해당계 → 증식 억제 유전자를 풀어야 → 세포 증식 증가 → 암

"미토콘드리아를 활성화하면 세포 증식이 억제된다."

많다. 100미터 단거리 선수를 보라. 마치 역도 선수처럼 근육이 잘 발달돼 있어서 순발력을 발휘하기에는 좋다. 그러나 에너지 생산 효율이 떨어지기 때문에 쉽게 피곤해진다.

그리고 단거리 경주는 호흡은 멎은 채 달리는 무산소 운동이다. 그래야 산소를 싫어하는 혐기성 해당계 세포가 활성화되기 때문이다. 실제로 순간적인 힘을 들여야 하는 운동은 숨을 멈춘 채 한다. 역도에서 바벨을 들거나 붓질, 대패질을 할 때는 숨을 쉬지 않고 단숨에 그어 내려간다. 그리고 신체기관에도 세포분열이 왕성한 부위는 해당계 세포가 포진하고 있다. 피부, 점막, 정자 등이 대표적이다.

반대로 마라톤이나 장거리 선수는 지구력을 요하기 때문에 에너지 생산은 느리되 지속성이 있는 지근遲筋이 발달한다. 단거리 선수의 잘 발달된 근육과는 달리 장거리 선수의 근육은 오히려 가늘고 볼품이 없다. 그러나 지근은 충분한 산소 공급을 하면서 하는 유산소

단거리 선수와 장거리 선수

단거리	장거리
숨 안 쉬고 달린다(무산소) → 순발력 → 속근(백근白筋) 발달 → 젖산 → 빨리 피로해진다	숨 쉬며 달린다(유산소) → 지구력 → 지근(적근赤筋) 발달 → 피로가 낮다

"현대 한국인은 마치 마라톤을 100미터 달리듯 하려니, 시상하부에 부담이 오고 대사가 떨어져 쉽게 비만이 되곤 한다."

이시형 박사
면역이 암을 이긴다

운동에 적합하며 에너지 생산은 느리지만 생산량은 많다. 주로 뇌신경, 심장, 난자 등에 많이 분포돼 있다. 해당계 세포는 15~17세까지 천천히 발달이 완성되는 데 비해 미토콘드리아계는 3~4세에 분열 증식이 종결된다.

나이에 따라 달라지는 세포 우위

어린이는 길을 가도 달리고 뛰어 넘고 에너지가 넘친다. 해당계의 순발력이 우위이기 때문이다. 대신 오래 못 간다. 쉽게 피로해진다. 에너지 생산량이 적기 때문이다. 그러나 세포분열과 증식은 대단히 왕성해서 아이들은 하루가 다르게 성장한다.

	혐기성 세포 vs. 호기성 세포	
	해당계 세포	미토콘드리아계 세포
특징	순발력 분열 증식 왕성 혐기성(산소 싫어함)	지구력 성숙 호기성(산소 좋아함)
많은 장소	속근 피부, 점막, 정자	지근 뇌, 신경, 심장, 난자
발달	15~17세 완성	3~4세 분열 종결
"미토콘드리아 많은 세포 – 호기성 세포 세포 1개당 5,000개"		

나이가 들면 해당계 우위에서 차츰 미토콘드리아계로 옮겨 간다. 이젠 순발력보다 지구력을 요하기 때문이다. 대신 세포분열이나 증식은 되지 않으며 17세경에 성장을 멈춘다. 성인이 되면 해당계와 지구력이 균형을 이루다가 고령이 되면 순발력(해당계)은 거의 없고 지구력 우위가 된다. 노인이 느린 것은 그래서다.

그러나 요즘 많이 바쁜 한국인은 마라톤(지구력)을 100미터(순발력) 달리듯 하려니 몸에 엄청난 부담이 오고 만성피로가 쌓인다. 이것이 시상하부에 스트레스로 작용해 앞서 이야기한 스트레스 상황에 적응하기 위한 여러 가지 문제점이 발생한다. 설상가상으로 이런 상황에서는 뇌 피로가 쌓여 잔잔한 염증이 생겨나기 시작한다. 그러면 수복 작업이 개시되고 이 과정이 반복되면 결국 암으로 진행된다.

암세포의 특징을 살펴보면 이런 무리한 생활이 어떻게 암을 만드는지를 이해할 수 있다.

- 크기가 작다.
- 미토콘드리아가 아주 적고 해당계가 우위여서 분열 증식이 쉽다.
- 산소를 싫어하는 혐기성이다. 따라서 무산소 상태가 되면 살아남기 위한 적응 수단으로 해당계 우위가 되어 쉽게 증식할 수 있다.
- 저체온을 좋아한다. 스트레스로 혈관이 축소되면 바로 체온이 떨어진다. 그러면 저체온을 좋아하는 해당계 우위가 되어 쉽게 증식한다.

이시형 박사
면역이 암을 이긴다

> **어른이 계속 해당계 우위 생활을 하면 나타나는 결과**
>
> 스트레스 증가 → 혈관 수축 → 혈류 장애 → 저산소, 저체온 → 미토콘드리아계 약화 → 적응하기 위해 해당계로 → 세포 증식 → 암
>
> 숨 쉴 틈도 없이(무산소 환경) 생활하면 생명의 중추인 시상하부에 부담을 준다. 이를 방지하려면 순발력(해당계)과 지구력(미토콘드리아)의 조화와 균형, 즉 일과 휴식의 균형을 이뤄야 한다.

암세포의 발생 환경은 저산소, 저체온이 만든다. 따라서 치료는 간단하다. 이런 생태 환경을 바꿔 풍부한 산소를 제공하고 몸을 따뜻하게 하면 증식을 잘하는 해당계에서 미토콘드리아계로 바뀐다. 상처가 나면 출혈이 멎고 딱지가 앉고 그게 떨어지면 흉터가 생겼다가 시간이 지나면 원 상태로 복원된다. 암에 대한 이야기를 이렇게 쉽게 할 수는 없을까. 의사도 환자도.

잘못된 생활습관이 암을 만든다

이렇게 볼 때 암 원인의 80퍼센트는 잘못된 생활습관에서 온다. 그렇다면 치료는 간단하다. 이를 개선해 암이 싫어하는 생태계를 만들면 된다. 우리는 이 점을 기회가 있을 때마다 강조해왔다.

그러나 불행히도 대형 병원에서조차 표준 치료가 끝난 후 생활 지

도에 대한 대처는 소홀하기 그지없다. 미국에서도 별반 다르지 않다. 금연, 금주, 운동을 적절히 하라는 지극히 일반적인 이야기를 하는 것으로 그친다. 알다시피 퇴원 후에도 환자들이 가장 두려워하는 건 재발이다. 하지만 그 점에 대한 의사의 처방은 지극히 일반적인 이야기에 그치고 있다. 실망하지 않을 수 없다.

앞서 스트레스를 받으면 저산소, 저체온이 되고 이것이 암화의 주된 원인이라는 걸 설명한 바 있다. 생활 개선이 유일한 재발 방지라면 여기서 암의 성질을 좀 더 자세히 알아볼 필요가 있다.

암세포는 저체온, 저산소 환경을 좋아한다. 마치 지구에 산소가 없었던 원시적 세포와 닮아 있다. 이 세포는 에너지원이 되는 포도당을 산소 없이 대사되는 해당계라는 공급 시스템을 쓰고 있다. 정상세포는 약해서 저체온을 못 견딘다. 31℃가 되면 죽는다. 그러나 암세포는 그런 악조건에서 오히려 더 잘 산다. 정상세포는 에너지 공급의 대부분을 37℃ 전후의 체온과 충분한 산소가 필요한 미토콘드리아계로부터 받고 있지만, 암세포는 저체온 환경을 좋아하는 해당계로부터 받고 있기 때문이다.

포도당은 우리 몸에 중요한 에너지원이다. 비상시나 스트레스 상황에 대처하기 위해 힘이 필요하다. 따라서 스트레스 상황에서는 고혈당이 된다. 그러나 혈당은 혈액 중에 있을 때는 일을 할 수 없고 세포 속으로 들어가지 않으면 이용될 수 없다. 따라서 정상세포는 저체온, 저산소 상황에서는 당을 이용할 수 없다. 이 상태가 오래 계속되면 정상세포가 암세포로 변신해 해당계가 됨으로써 당을 흡수, 증식한다.

암세포가 커져 포도당 소비량이 많아지면 암 조직은 지방과 근육까지 분해해 포도당을 만들므로 암이 진행되면 야윈다. 고혈당은 암을 증식시킨다. 일본 후쿠오카에서 8,000명을 상대로 50년간 추적 조사한 결과 고혈당인 사람이 정상보다 암 발생률이 세 배나 높았다. 결국 암 치료는 생활습관을 개선해 암이 좋아하는 생태 환경을 바꾸는 데서 시작한다고 볼 수 있다.

스트레스가 야기하는 암의 시작

스트레스를 받으면 시상하부에 교감신경이 흥분하고 즉각 혈액 속의 과립구가 증가한다. 다치면 세균 침입에 대비하기 위해서다. 그리고 실제로 다치면 증가한 과립구가 세균을 퇴치해 큰 상처 없이 아물게 한다. 혹은 상처가 심하면 과립구와 침입한 세균 사이에 치열한 전투가 벌어진다. 이때 나오는 화농성 고름은 전투 중 죽은 과립구의 시체다.

이렇듯 과립구는 큰 세균 침입 시 효과적으로 생체방어를 한다. 그러나 스트레스만 받은 채 세균 침입이 없는 경우 증가한 과립구는 전투성이 강해서 싸움을 걸 시빗거리를 찾는다. 그러곤 자기 조직과 싸워 파괴한다. 이처럼 과립구는 양날의 칼이다. 일단 상처 난 부위는 생체의 항상성 원칙에 의해 수리 복구 작업이 일어난다. 그리고 스트레스를 받으면 또다시 염증이 생기고 이를 복구한다. 이런 과정이 반복되노라면 일부 세포가 유전자변이를 일으켜 암화될 수 있다.

인간의 몸에는 60조 개의 세포가 있고 매일 2퍼센트가 신진대사 등으로 새로 교체된다. 세포 1개당 30억 자분의 정보를 갖고 있는데, 세포 교대 시나 분열 증식 시 한 자 틀리지 않게 복제한다는 건 불가능하다. 더구나 과립구로 인해 상처받은 점막 부위는 복구를 위해 새로운 세포가 증식한다. 이 과정에서 복제가 잘못된 결과 유전자 손상으로 암 유전자가 눈을 떠 활성화된다. DNA 속에 잠자고 있던 발암 촉진 인자initiater에 의해 눈을 떠 발암 촉진 물질promotor에 의해 세포의 암화가 일어나 분열 증식, 암이 된다.

이때는 물론 면역 시스템이 발동하는데, 조기에 활성화돼 암세포를 공격하는 것이 NK세포다. 물론 이 시점에서 NK세포가 활동을 왕성히 해서 증식하는 암세포를 모두 처리해버린다면 암은 발생하지 않는다. 그러나 스트레스가 너무 크거나 장기화돼 과립구 증가로 점막 손상이 크거나, 과립구 증가로 임파구가 감소하는 등 면역세포 기능이 약해지면 결국 암으로 진전된다.

반대로 임파구 과잉은 알레르기 체질을 만들고 실제로 암의 20~30퍼센트는 이에서 비롯된다. 임파구 과잉은 대체로 운동량이 적거나 비만형이 많고 성격이 느긋한 부교감 우위의 생활이어서 혈관 확장으로 혈류가 느려진다. 강폭이 넓어지면 유속이 느려지는 것

이시형 박사
면역이 암을 이긴다

같은 이치다. 따라서 교감신경 우위로 혈류가 정체되는 것 같은 결과가 된다.

9회말 2아웃, 스트레스는 어느 정도일까

이야기가 너무 어렵게 흘러가는 것 같아서 쉬어 갈 겸 야구 이야기를 해보려고 한다. 투수 이야기부터 해보자. 응원석에서는 신이 나 펄펄 뛰고 난리지만 투수는 공 하나 던질 때마다 정신을 집중하고 온 힘을 다한다. 그야말로 전력투구다. 한 번이라도 엉성하게 던졌다가는 홈런을 얻어맞는다.

투수가 공을 던질 때 클로즈업된 모습을 TV에서 봤을 것이다. 일그러진 얼굴하며 온몸을 던져 투구하는 모습에서는 처연한 기분마저 든다. 공 하나 던질 때마다 매번 그렇다. 마운드에서 셋인, 포수 사인을 받고 어떤 공을 어느 쪽으로 어떻게 던져야겠다는 셋업이 되는 순간 투수는 숨을 멈춘다. 주의 집중, 전력투구를 위한 본능적 준비다. 그리고 머리싸움 하는 그 순간의 스트레스라니, 우리로서는 상상을 불허한다.

9회말 2아웃 풀카운트, 상대는 4번 타자. 딱 하는 소리가 나는 순간 오늘의 모든 경기는 끝난다. 이 공 하나에 운명이 결정된다. 시끌벅적하던 스탠드도 조용해진다. 운동장의 모든 시선이 투수에게 집중된, 그야말로 절체절명의 순간이다. 모두가 숨을 죽이고 투수의 일거수일투족을 지켜본다. 이윽고 공이 투수의 손을 떠난다. 운동장은 물을 끼얹은 듯 조용해진다.

하지만 투수는 아직 끝나지 않았다. 곧바로 수비 동작으로 들어가야 한다. 딱 하는 순간 투구 자세가 끝나기도 전에 공이 날아오기 때문이다. 타자와 가장 가까운 거리라 참으로 기민한 순발력이 필요한 순간이다. 스트레스 전문가의 입장에서는 투수가 매번 저 엄청난 스트레스를 어떻게 견뎌내는지 안쓰럽기도 하고 존경스럽기도 하다.

선발투수는 대개 100개 내외의 투구를 한다. 어느 한순간도 긴장을 놓을 수 없다. 경기 시간은 3시간, 순발력과 지구력이 동시에 요구되는 엄청난 스트레스다. 해당계와 미토콘드리아계가 동시에 발동돼야 한다. 투구 전후 무호흡 상태의 해당계, 그리고 투구 후 공이 다시 돌아올 때까지의 짧은 휴식. 미토콘드리아계가 발동한다. 그리고 자율신경은 정도의 차이일 뿐 교감 우위의 스트레스가 마운드를 내려올 때까지 계속된다.

철인이 아니고는 감당해내기 힘든 중노동이다. 어쩌다 완투승이라는 말을 들을 적마다 영광보다 걱정이 앞선다. 저러고도 괜찮을까? 투수 자신도, 감독도 완투만은 자제해주었으면 한다. 호흡생리에서는 '오토 바버그otto warburg 효과'라는 말이 있다. "암은 무산소의 해당계 에너지에 의해 증식한다." 그는 이 짧은 한마디로 노벨상을 탔다. 야구 감독은 물론이고 코치, 선수 모두 명심해주기 바란다.

이시형 박사
면역이 암을 이긴다

5

무엇이 암을 이기는가

무엇이 암을 이기는가

폭음, 폭식, 운동 부족 등 나쁜 생활습관이 비만을 비롯해 당뇨병과 고혈압의 원인이 되는 것까지는 대부분이 알고 있다. 그런데도 병이 심각한 수준으로 발전되기까지 별다른 조치는 없다. 검진 결과 싹이 트고 있다는 경고를 받고도 설마 하고 미련을 떠는 게 한국인이다. 심지어는 '체질인데 내가 무슨 노력을 한다고 바뀌랴, 그냥 갈 데까지 가보는 거지. 정 심하면 병원에 가서 약을 먹을 수밖에.' 이런 체념파가 의외로 많다는 데 놀라지 않을 수 없다.

이 점에서 암 환자는 특히 더하다. 암은 유전적, 체질적 요인에서 생기는 것이므로 환자가 어떤 예방 조치를 한다고 해서 생기지 않을 병이 아니다. 그래서 암이라는 진단을 받는 순간 놀라긴 하지만 마치 운명처럼 생각한다. 이렇게 되면 환자는 암 앞에 아주 무력한 존재가 되고 만다. 자기로서는 어떻게 할 수도 없는 운명이라는 생각을 하기 때문이다.

이런 환자들일수록 의사에 대한 의존심이 높아서 아주 수동적인 자세가 된다. 의사 입장에서는 이런 환자가 고맙다. 시키는 대로 고분고분 말을 잘 들으니 진료하기에도 아주 수월하다. 문제는 그의 진료 경과다. 의사의 지시를 잘 따라서 병이 낫는다면 좋겠지만, 이렇게 자기 노력 없이 병원에만 의존하는 환자의 경과가 반드시 좋은 건 아니다.

'병은 내가 치료한다.' 특히 암은 그런 적극적이고 확고한 자세가 필요하다. 주치의의 말을 100퍼센트 믿고 따르는 것도 좋지만 다른 의사에게 2차 의견을 묻는 것도 대단히 중요한 치료 수순이다. 그리고 무엇보다 중요한 건 도대체 자신의 생활 어디에 문제가 있었는지 먼저 돌아봐야 한다. 암도 생활습관병의 하나라는 생각을 해야 한다. 병원 치료가 전부는 아니다. 내 컨디션은 내가 제일 잘 안다. 자기에게 맞는 치료를 해야 한다.

꼭 의사가 아니라도 믿을 만한 주위 사람에게 의견을 물어보는 것도 좋다. 병은 자랑하라고 했다. 물론 너무 자랑할 것도, 너무 숨겨야 할 것도 아니다. 우왕좌왕하다 치료의 적기를 놓치거나 엉뚱한 치료를 받게 되는 환자도 적지 않다. 의견을 묻되 판단은 자기 형편에 맞게 자기가 해야 한다.

암 자체보다 인간 전체를 보라

몸의 어느 한 부위에 암이 의심되면 의사는 그 정체를 밝혀내기 위해 온 힘을 다한다. 영상의학 연구에서 조직검사까지 세포 하나의 작은 이상까지 밝혀내야 한다. 따라서 의사는 자기도 모르는 사이에 암 발생의 국소 부위에만 집중하게 된다. 수술, 항암, 방사선의 암 3대 요법 중 무엇을 쓰든, 혹은 병합을 하든 온통 관심은 국소 부위다. 수술을 하면 그 병의 국소 부위를 깨끗이 잘라내야 하고 비수술적 요법이라면 관심은 덩어리 크기에 쏠린다. 그리고 암이 작아지면 치료 효과가 있는 것으로 판정, 환자와 함께 기뻐한다.

정확한 진단, 정확한 표적 치료를 위해 이런 현대 의학적 진료 수순은 대단히 중요하다. 하지만 너무 국소에만 치중하다 보면 전체를 놓치거나 무시할 위험이 있다. "병은 나았는데 환자는 죽었다." 병원 뒤 창문에서 가끔 듣는 소리다. 암 크기가 줄어드는 데만 신경 쓰다가 환자의 전신 컨디션이나 면역 체계가 완전히 녹다운될 수도 있다. 암 전문의라면 누구나 이런 경우를 여러 번 경험했을 것이다. 또는 환자의 경제적 형편이 바닥날 수도 있다.

국소보다 인간 전체를 보자는 이야기를 진지하게 귀 기울여 들어야 한다. 머리가 다 빠지거나 몰골이 너무 초라해지는 등의 부작용도 특히 여성 환자에겐 인격적 손상을 끼칠 수 있다. 이런 문제로 심각한 우울증에 빠진 환자도 적지 않다.

환자도 치료의 참여자다

우리의 진료 풍토는 환자가 된 이상 의사가 다 알아서 해준다. 의사가 시키는 대로만 하면 된다는 게 의료 관행이다. 그래야 의사의 권위가 선다는 의견도 있다. 하지만 암 치료에는 환자와 함께 간다는 자세가 중요하다. 환자 스스로 노력하고 의사와 함께 치료자가 된다는 생각을 강하게 해야 한다. 이건 내가 만든 병이다, 내 생활 어딘가에 무리가 있어 생긴 병이라고 생각해야 한다. 발병 전 큰 스트레스로 시달리고 있었던 것은 아닌지 잘 생각해봐야 한다. 그 원인을 찾아 생활을 개선하지 않는 한 어떤 치료도 좋은 효과를 기대할 수 없다.

내가 만든 병이니 내가 고친다는 생각을 해야 한다. 의사는 전문가로서 환자와 의논해가면서 치료 계획을 세워 실천해나가는 사람이다. 이 점에서 의사는 치료를 돕는 보조자요, 도우미일 뿐이다. 실제 치료는 환자의 마음과 몸이 한다. 여기서 우리는 치료를 넘어 치유의 세계를 지향한다. 치료는 외부에서 오는 것이 아니라 내 몸 안에서 일어난다. 상처 받은 부위라면 우리에겐 자연치유력, 복원력이 있다. 그리고 저하된 면역력은 지금부터라도 강화할 수 있는 방법을 찾아야 한다. 무엇보다도 '치료는 내가 한다'는 생각을 단단히 해야 한다.

긍정적인 생각은 유전보다 강하다

현대 의학은 암 연구 중에서도 특히 유전 관련 분야에서 혁혁한 발전을 이뤄냈다. 암 유전자의 돌연변이는 비가역적인 현상임도 밝혀냈다. 암은 적어도 3~20개 정도의 유전자변이가 축적돼야 발생한다는 사실도 밝혀졌다. 하지만 이런 내용을 환자에게 너무 자세히 설명하는 건 자제하는 게 좋겠다. 환자는 유전적인 문제라면 아예 체념해버린다. 스스로 어떻게 할 수 없는 운명처럼 받아들이고 치료에도 아주 수동적인 태도를 갖게 된다.

앞에서도 이야기했지만 다시 한 번 강조하지 않으면 안 되겠다. 기억하라, 암을 제어하고 억제하는 억제 유전자는 가역적이라는 사실을. 생활습관을 개선함으로써 약해진 억제력을 다시 강화할 수 있다.

암 치료에서 정말 중요한 건 환자 스스로 치료할 수 있다는 자신감이다. 암은 유전이므로 어쩔 수 없다는 생각은 참으로 위험하다. 환자를 아주 무력하게 만든다. 운명 탓, 팔자 탓만 해서는 어떤 치료도 할 수 없다. 몹쓸 운명에 갇힌 무력한 존재로 생각하는 이상 치료에 도움 될 힘이 솟아날 수 없다. 이런 패배적인 정신 상태에서는 면역력을 강화할 수 없다. 기억하라, 면역은 정신신경적 요인이 크다는 사실을. 이겨낼 수 있다는 긍정적인 자신감이 암에 대한 공포를 떨쳐낼 수 있고 시상하부에 치료의 분위기가 형성된다.

이시형 박사
면역이 암을 이긴다

암은 유전자변이로 발병하는 유전자 질환이다. 그러나 선천적인 진짜 유전자로 인한 암은 전체의 5퍼센트 정도밖에 안 된다. 따라서 유전자변이의 95퍼센트는 후천적이다. 유전자변이는 식사, 스트레스, 운동 등 생활습관이나 환경에 큰 영향을 받는다.

암이 발병하려면 암 관련 유전자의 돌연변이와 암 억제 유전자의 메틸화methylation로 인해 암 억제가 제대로 기능하지 못할 때, 즉 암세포 증식을 억제하지 못할 때 암이 발병한다. 이때 암세포는 세포분열 횟수에 제한 없이 무한 증식하면서 모세혈관을 만들어가며 영양 공급을 받아 무질서하게 성장, 전이를 거듭한다. 그러나 암 환자가 잊어선 안 될 것은 유전자는 스트레스나 생활습관, 환경에 크게 영향 받는다는 사실이다.

따라서 식사 습관을 비롯한 생활습관을 반듯하게 하고 생활환경을 잘 정비하고 스트레스 관리를 과학적으로 잘 하면 암 억제 유전자 변이도 조절될 수 있다. 결국 암 관리는 평생 관리다.

암에 완치는 없다

의사들에겐 완벽해야 한다는 강박증이 있다. 암 치료도 물론 철저히 수행해서 끝장을 봐야 한다. 암 덩어리가 검사상 완전히 소실될 때까지 치료해야 한다. 그렇게 치료가 완전 종결된다면 얼마나 좋을까. 하지만 암은 언제든 또 생길 수 있다. 더구나 한 번 암을 앓은 사람이라면 재발의 위험이 일반인보다 높다. 하긴 건강한 사람의 몸에도 매일 암세포가 수천 개(100만 개라는 학자도 있다)씩 생겨나고 있지 않은가.

암에는 완치가 없다. 환자도, 의사도 이걸 인정해야 한다. 너무 철저히 뿌리를 뽑으려다 사람을 다치게 할 수 있기 때문이다. 환자도 언제나 재발을 두려워하기 때문에 아주 완벽하게 치료가 종결되면 좋겠지만 암의 성상 자체가 그렇지 못하다. 나이가 들수록 암의 발생 위험은 더 커진다는 사실도 알고 있어야 한다. 철저히 치료하려다 면역 체계를 떨어뜨리고 말초로 가는 혈관까지 파괴해버린다면 다음 재발할 때 어떻게 치료할 것인가.

항암제로 암의 완전 제거는 불가능하다. 지난 50년간 암 진단을 비롯해 치료 기술이 그렇게 발달했지만 암 환자 사망률에는 큰 차이가 없다는 구미 학자들의 발표는 참으로 불편한 진실이다. 오히려 약간 상승했다는 게 미국 의학계의 보고다. 재발 방지를 보장할 수는 없다. 첫 단계의 표준 치료를 철저히 한 다음에는 평소의 생활습관을 건전하게 함으로써 면역력을 높이는 것만이 재발을 방지하는 유일한 길이다. 특히 스트레스 관리를 잘해야 한다. 스트레스야말로 암 성장에 비료와 같은 역할을 한다.

이시형 박사
면역이 암을 이긴다

대치의학의 한계

서구의 사상은 대결 사상이다. 라이벌은 결투 신청 후 없애버린다. 시원찮은 직원은 잘라버린다. 구미 사회에는 이제 어떤 차별도 용납이 안 된다. 단, 능력에 대한 차별은 엄연하다. 실적이 저조한 직원은 가차 없이 잘라버린다. 동기생이라도 능력에 따라 연봉 차이가 수백 배가 나기도 한다. 따라서 의학도 대치의학이다. 이상異常은 무조건 없애야 한다. 감기에 열이 나면 이상이다. 즉시 해열제로 식힌다. 설사도 이상이다. 지사제로 설사를 중단시킨다. 작은 이상도 대결해서 없애버려야 치료가 된다는 게 대치對治의학이다.

이런 대결적 서구 사상에 비해 우리는 함께 가는 동조同調의 사상이다. 시원찮은 사람도 함께 간다. 감기에 열이 나면 뜨뜻한 방에서 뜨거운 국물 먹고 땀 한 번 흘려 치료한다. 이열치열. 열은 오히려 열로 다스린다. 반면 서구의 대치의학은 암도 이상인 이상 철저히 대결해 없앤다. 암은 악惡이므로 수술로든, 항암제로든 철저히 배격한다.

얼마 전 유명 배우 안젤리나 졸리의 유방절제술은 전 세계를 깜짝 놀라게 했다. 아직은 멀쩡한 유방을 잘라버린 것이다. 유전자 이상으로 엄마와 할머니가 암에 걸렸다는 이유에서다. 그런 생각으로 멀쩡한 유방을 잘라버려야 했던 그 의사는 어떤 심경이었을까?

한국적인 정서 때문일까, 나로선 선뜻 납득하기 어렵다. 더구나 전신성全身性의 면역질환인 암에 대해 국소의 특정 기관을 절제한다고 암이 예방될까? 젊고 아름다운 여인의 인격권이 얼마나 큰 손상을 입게 될까? 전인적인 접근을 했더라면 절제수술 이외에 다른 방도가 나올 수도 있었을 것이다. 유방암은 발견도 쉽고 조기에 발견해 치료하면 완치율도 높다. 어쩌면 이것이야말로 서구 대치의학의 한계인지도 모른다.

체온을 관리하라

서양 의학에서는 의외로 체온에 대한 관심이 적은 편이다. 하지만 체온이 1℃ 떨어지면 면역력이 30퍼센트 저하되고 반대로 1℃ 올라가면 500~600퍼센트 증가한다는 게 의학의 정설이고 보면, 암과의 싸움에서 체온을 빼놓고 갈 순 없다. 불행히도 현대 한국인의 80퍼센트가 정상 체온의 한계인 36.5℃를 밑도는 저체온이라니 놀라지 않을 수 없다.

암세포가 선호하는 생태 환경은 저체온, 저산소로 알려져 있다. 스트레스를 받으면 말초혈관이 축소돼 암세포가 번식할 수 있는 생태 환경이 딱 좋게 형성된다. 스트레스가 암의 발생에, 그리고 진행 경과에 가장 중요한 영향인자라는 건 이에서 비롯된다.

한국은 피로 사회, 스트레스 사회다. 교감 우위의 강행군이다. 모두가 과열 상태다. 뇌에도 열이 난다. 찬 걸 찾을 수밖에 없다. 특히 여성은 냉(冷)에 아주 민감하다. 여성은 미토콘드리아계 난자의 성숙에 무엇보다 따뜻함이 필요하다. 유방암이 많은 것도 유방이 외부 기온에 자주 노출되기 때문이다.

자연의학을 추구하는 선마을에서는 찬물을 못 마시게 한다. 방에는 냉장고도 없다. 냉장고 물은 6℃. 아프리카 원시 인류는 이렇게 찬물을 마셔본 적이 없다. 마실 땐 잠시 속이 시원하지만 일단 37℃의 위장에 들어가면 전쟁이 시작된다. 위경련, 복통, 설사 등 여러 가지 문제가 발생한다.

옛날 우리 할머니들은 배가 아프다고 하면 따뜻한 방에 배를 깔고 누우라고 했다. 한여름에도 수건으로 배를 덮어줬다. 요즘 여름의 냉방은 치명적이다. 심지어 냉방병이라는 신종 병이 생겨났다. 편리한 과학 문명의 달갑잖은 선물이다. 한겨울에도 물은 모두 냉장고에 들어 있다. 상온의 물을 찾을 수가 없다. 선마을에 냉장고나 에어컨이 따로 없는 게 이해됐으면 좋겠다.

냉은 암의 대적이다. 옷도 물론 따뜻하게 입어야겠지만 먹는 음식이나 음료도 따뜻하게 먹는 게 가장 건강에 좋다. 심지어는 맥주나 와인을 데워 먹는 곳도 있다.

정신과 의사가 암 주치의가 된다면

암이라고 정신과를 찾는 환자는 거의 없다. 암 주치의는 따로 있고 불안, 우울증 등 정서 문제가 심각할 때 정신과 의사가 자문 진료를 하는 데 그친다. 그러나 홍천 선마을에 자연의학건강 캠프를 연 지 10년이 되는 지금, 내 결론은 암 주치의를 정신과 의사가 하는 게 이상적이라는 생각이다. 이곳에는 아무런 현대 의료 시설도 없다. 생활 환경과 습관을 개선함으로써 생활습관병을 예방하고 치유한다는 게 설립 목적이요, 이념이다. 암도 생활습관병의 하나로 이런 취지에서 예외일 수 없다.

우리 캠프에는 휴대폰, TV, 라디오, 인터넷이 없다. 외부 세계로부터 완전 차단된 산골짜기다. 여기야말로 스트레스로 쌓인 피로를 풀고 완전히 휴식할 수 있는 곳이다. 여러 가지 건강 프로그램이 마련돼 있지만 전반적으로 명상 관련 프로그램이 많다. 그리고 캠프 자체가 조용해서 명상적 분위기다. 스트레스가 절로 풀린다.

여기서는 생활 습관, 식사, 운동, 마음 습관, 체온 관리 등을 중점적으로 강의하고 체험을 통해 스스로 생활을 개선하도록 돕는다. 물론 프로그램 전부는 현대 의학적 근거를 바탕으로 짜여 있다. 그렇게 함으로써 면역력과 자연치유력을 증강한다는 게 목표다.

암 환자도 물론 찾아온다. 병원 치료 중인 환자도 있고 일단 끝나고 관찰 요양 중인 사람도 있다. 그러나 하나같이 마음이 편치 않은 스

이시형 박사
면역이 암을 이긴다

트레스 상황에 놓여 있다. 면역, 식사 등 다른 습관 개선도 중요하지만 특히 뇌 피로, 스트레스 등 마음 습관을 잘 조율해야 한다.

정신 치료의 기본은 잘 듣는 일에서 시작한다. 환자는 하고 싶은 이야기가 많다. 하지만 바쁜 암 전문의는 들어줄 여유가 없다. 환자들은 힘든 치료 등 병원 생활의 어려움을 호소하면서 이곳 선마을의 분위기와 너무나 대조적이라고들 말한다. "이젠 살 것 같아요." "이곳에서의 휴식이 나를 살렸습니다." 암을 치료하는 기간 동안 병원 생활이 얼마나 힘들었는지를 짐작케 하는 말들이다. 정신과 의사가 주치의였다면 어땠을까 하는 생각이 강하게 든다. 물론 전문적인 암 치료는 전문가에게 맡기되, 어떤 치료를 누구에게 받아야 하는지에 대한 전반적인 치료 계획을 객관적으로 바로 세우는 데 좋은 역할을 할 수 있을 것으로 본다.

일본에는 2014년 사단법인으로 설립된 '암 치료 설계의 창구'가 있는데 여기서는 암 연구를 하고 그 지식을 보급하며 해당 지역에서 적절한 치료를 받을 수 있게 한다. 그리고 암 환자의 상황에 따라 본인의 의사를 충분히 존중해 암의 치료 방법 등을 선택할 수 있는 의료 제공 체제를 정비한다. 이는 우리도 참고할 수 있는 부분이다. 암의 3대 치료법을 어떤 전문의에게 어떻게 맡길 것인가. 신중에 신중을 기해 생각하지 않으면 안 될 문제다.

"언젠가 정신과의가 암 주치의가 될 날이 올 것이다"라고 한 팻 맥케그니의 말이 새삼 떠오른다.

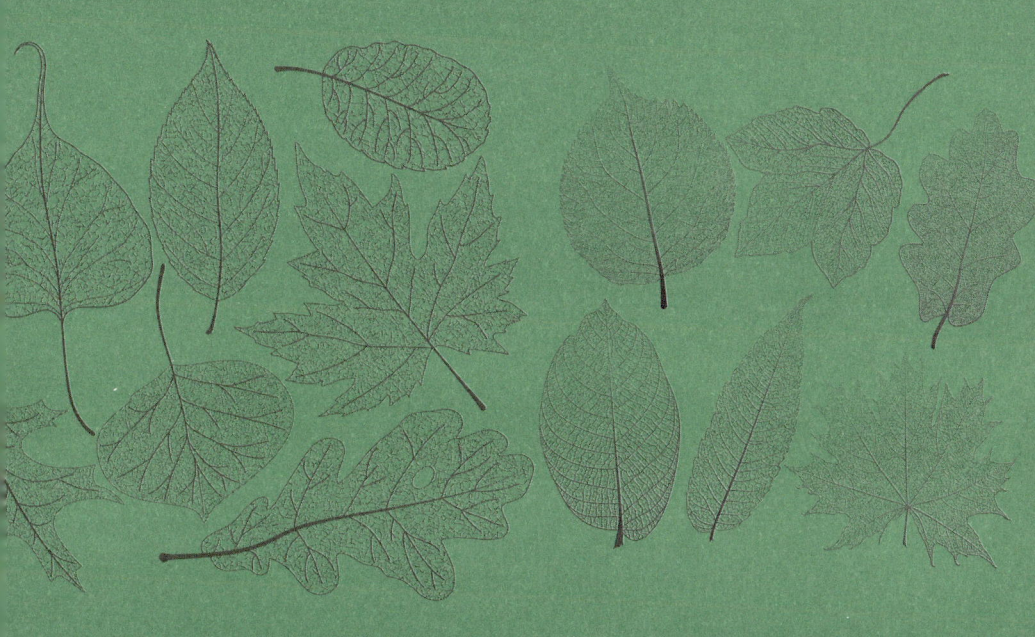

6

암 공포에서 벗어나는 법

암 공포에서 벗어나는 법

 암의 초기에는 별 증상이 없다. 다른 생활습관병이 대체로 그렇지만 암도 자각 증상이 없다. 이상하다 싶어 병원에 가면 이미 3기, 4기로 진행된 후다. 따라서 집안에 암 환자가 많거나 암에 대한 걱정이 많은 사람은 조기 검진을 자주 받아야 한다. 검사 후 의사가 재검이 필요하다거나 정밀검사를 해야겠다고 하면 그 순간 스트레스 지수가 올라간다. 암에 대한 공포가 시작된다. 어느 병원에 가야 할까? 어느 의사가 잘 보는지 그만 마음이 급해진다.

 그러나 용한 의사를 찾기 전에 우선 자신의 생활을 되돌아봐야 한다고 충고하고 싶다. 심한 스트레스나 스트레스 환경에 빠져 있는 것은 아닌지, 자신의 생활을 찬찬히 되돌아봐야 한다. 어떤 치료보다 생활 개선이 급선무다. 만약 암이라면 면역력이 저하된 상태다. 앞으로 어떤 치료를 받게 되든 해야 할 일은 먼저 면역력을 튼튼히 해놓아야 한다는 것이다. 그래야 표준 치료라고 하는 3대 암 치료를 무사히 마칠 수 있다.

이시형 박사
면역이 암을 이긴다

무엇보다 면역력이 튼튼하지 않으면 어떤 치료도 말 그대로 백약이 무효다. 그러기 위해서는 생활 개선을 해야 한다. 지금까지의 생활로는 면역력 증강을 기대할 수 없다. 오히려 약해진 상태일 것이다. 그리고 무엇보다 스트레스에 대한 과학적 대처를 잘할 수 있어야 한다. 이 단계에서 정신과 의사와 상담하는 것도 현명하다.

암, 결코 서두를 필요 없다

일반적으로 암이라면 누구나 마음이 급해진다. 그리고 한없이 약해진다. 인생이 끝난 것처럼 구는 사람도 더러 본다. 하루라도 빨리 뛰어난 의사를 만나 올바른 치료를 받아야겠다고 서둔다. 아니, 허둥댄다는 표현이 옳다. 평소와는 아주 달라진 모습이다. 얼굴에는 겁먹은 표정이 역력하다. 아직 확진된 것도 아니고 재검을 하자는 것뿐인데 벌써 암 선고를 받은 것처럼 지레 겁을 먹고 허둥대기 시작한다. 이렇게 급한 마음으로 서두르면 냉정한 이성적 판단을 할 수가 없다. 엉뚱한 사람의 꾐에 빠져 엉뚱한 치료를 받느라 조기 치료의 적기를 놓치기도 한다.

사람들은 암이라면 마치 여름날 뭉게구름처럼 뭉실뭉실 피어오르는 것처럼 생각한다. 이런 이미지가 강하기 때문에 커지기 전에 하루라도 빨리 끝내야 한다고 서두르곤 한다. 하지만 천만의 말씀이다.

암세포는 그렇게 빨리 자라지 않는다. 암은 초 만성질환이다. 암으로 판단되려면 크기가 1센티미터 정도는 돼야 하는데 암세포가 그만큼 자라려면 평균 20년은 걸린다. 암보다 느리게 진행되는 병은 없다. 천천히 생각해도 된다. 그렇게 서둘러대면 그 자체가 스트레스가 돼 진짜 암을 만들지도 모른다. 그리고 엉뚱한 일을 저지를지도 모른다.

협진 시스템을 갖춘 병원

협진이란 암과 관련된 여러 진료 과목의 전문의들이 한자리에 모여 하나의 질병에 대해 긴밀한 토론을 함으로써 환자에게 최적의 맞춤 치료법을 찾아내는 진료 시스템이다. 이런 협진 체제는 비단 암뿐 아니라 다른 질환에 대해서도 똑같이 잘 이뤄져야 하는데 실제 의료 현장에서 꼭 그렇게 이뤄지는 것은 아니다.

　병원 치료 과목은 웬만한 종합 병원이면 50과가 넘는다. 의사도 누구를 만나야 할지 혼란스럽다. 그리고 전문과 사이에도 영역 다툼이 은근히 심해서 일단 자기 과에 온 이상 다른 과와 협진을 잘 하지 않는다.

　요즘은 다행히도 병원엔 암 센터가 있어 자동적으로 협진이 되도록 시스템화되어 있다. 강북삼성병원의 다학제 진료가 한 예다. 가령 대장암이 의심되는 환자의 경우 소화기내과, 대장항문외과, 종양내과, 방사선종양학과, 영상의학과, 핵의학과, 병리과, 유전의학과, 정신건강의학과 등 진단과 치료에 관여하는 전문의들로 협진 체제가 구성돼 있다. 환자의 상태나 가정환경 등을 고려해 맞춤형 진료가 진행된다. 환자나 가족은 앞으로의 진료를 어떻게 할 것이냐에 따라 시간, 노력, 비용을 절감할 수 있다. 또 궁금한 것이 있으면 그 자리에서 묻고 의논함으로써 큰 도움이 된다.

병원에 따라 협진 체제가 갖춰져 있어도 실제로는 잘 이뤄지고 있지 않은 병원도 있으며 전문의 간의 알력과 갈등으로 아주 등을 돌리고 있는 곳도 없지 않다. 최종 결정하기 전 다른 병원과 한 번 더 의논해 보기를 권하는 것도 이런 이유 때문이다. 암의 진료는 아무리 권위자라 해도 한 분야만의 의사결정으로 될 수 있는 단순한 질환이 아니다.

암의 공포에서 벗어나기

암이라면 누구나 두려워한다. 그러나 암 치료의 제1조는 암의 공포에서 벗어나는 일이다. 암은 스트레스가 주범이다. 암을 만든 것도, 암의 경과에 가장 중요한 영향을 미치는 것도 스트레스다. 생활 전반에 대한 개선이 동반돼야겠지만 그중 중요한 것이 스트레스 대처다. 하지만 말이 쉽지, 실제로 암 환자에게 "걱정 마라. 겁내지 마라"는 말은 참으로 무책임한 소리가 아닐 수 없다. 암 앞에 누가 초연할 수 있단 말인가?

 환자의 그런 불안과 공포를 인정해야 한다. 의사가 환자의 그런 불안한 심정을 이해해주는 것만으로도 환자는 안심한다. 자신이 얼마나 두려워하고 있는지 알고 있고, 또 그런 자신을 이해하고 받아들인다는 생각만으로 환자는 한결 안심한다.

 그렇다고 그 공포를(때로는 비현실적이고 과장된 공포일 수도 있다) 그냥 둘 수도 없다. 환자의 불안과 공포를 인정하고 서로가 공감한다는 전제 아래 암을 좀 더 이성적으로 냉정하게 바라보자는 것이다. 암은 잘못된 생활습관에서 비롯된 것이므로 생활습관을 개선하면 표준 치료를 성공적으로 마칠 수도 있고 재발 방지에도 큰 힘이 된다. 하지만 두려움의 회오리에 휩싸여 있는 이상 이런 이성적이고 합리적인 생각을 할 수가 없다. 두려움을 인정하되 합리적으로 사태를 바라보자. 암의 정체를 찬찬히 살펴보자.

 암은 스트레스로 인한 저체온, 저산소의 생태 환경에서 생긴다. 그런 악조건에서 살아남고자 하는 적응 반응이다. 그런 환경에서는 생체가 살아남기 힘들다. 따라서 해당계 세포화로 빨리, 많이 증식해야 한다. 이게 암이다. 소나무도 생태 환경이 나빠져 영양이 부실해지면 작은 솔방울이 새카맣게 달린다. 죽기 전에 자식을 번성시키자는 계산이다. 암은 악惡이 아니라 스스로 만든 나쁜 환경에서 살아남기 위한 적응 수단이다. 이걸 교정하려면 암이 생긴 국소의 생태 환경을 바꿔주면 된다. 그리고 이것은 그동안 교감 우위의 무리한 생활

이시형 박사
면역이 암을 이긴다

이 빚은 결과로서 부교감 우위의 휴식도 곁들이면서 여유롭게 가야 한다. 어쩌면 암이 앞으로 당신의 인생을 인생답게 만들어줄지도 모른다. 치료 편에서 자세히 언급하겠지만 이런 합리적 생각이 암에 대한 공포를 줄일 수 있다.

재검을 피하지 마라

'만약 암으로 확진되면 어떡하지. 차라리 모르고 지내는 게 편하지. 암의 사형수가 되느니 미결수로 그냥 지내는 게 낫지. 괜히 가서 긁어 부스럼 낸 꼴이 됐어.' 이런 생각으로 후회하는 사람도 있다. 그래서 암 검사는 아예 처음부터 안 받겠다는 사람도 있고 종합검진을 안 받는 의사도 있다. 작은 이상이라도 알고 나면 기분만 나쁘고 걱정되는 나머지, 없는 병을 오히려 키울 수도 있다는 게 이런 사람들의 상투적인 변이다.

하지만 이런 태도는 틀렸다. 전혀 의학적으로 합당한 결론이 아니다. 모든 병의 치료 원칙은 조기 진단이다. 아직 병은 아니지만 그런 미병未病을 그냥 두면 병으로 발전될 단계에 있는 사람도 전체의 3분의 1은 된다. 이미 문제가 된 사람까지 합치면 한국 성인의 62퍼센트가 의학적으로 건강하지 않은 사람이다. 그대로 방치하면 큰 병을 얻는다. 응급실에 실려 올 정도면 설령 응급 상황을 잘 넘겼다 해도 평생 낫지 않는 고질병으로 이어지는 게 생활습관병이다.

이젠 병이 나서 치료하는 치병의 시대가 아닌 예방적 치유의 시대다. 미병 단계는 물론이고 이미 발병한 사람도 이 단계에서 치료하면 평생 건강하게 살 수 있다. 암도 예외가 아니다. 첫 검사에서 확진이 될 정도가 아니면 아직 초기라는 뜻이다. 다행이다. 재검 후 만약 암이라면 아직 초기 단계라 수술하기도 쉽다. 암 수술에 회의적인 의사도 초기 단계의 원발성, 국한된 부위라면 깨끗이 병소 부위를 드러내는 데 반대하지 않는다. 암 부위를 그대로 둔 채 비수술적 치료로 완치한다는 건 의학적으로 타당한 생각은 아니다. 재검을 피하지 말아야 하는 이유가 분명해졌으면 좋겠다.

인간의 놀라운 복원력

앞서 '다치면 상처가 생기고 출혈이 멎고 딱지가 앉고 이게 떨어지면 흉터가 생겼다가 세월이 지나면 원상 복구가 된다. 암도 상처다. 이런 상처 치료 원칙에서 예외일 수 없다'고 하면서 암도 이렇게 좀 쉽게 생각하자는 이야기를 한 바 있다. 실제로 인간의 복원력은 엄청나다. 암은 끝이 아니다. 암으로 인한 상처는 마치 불치인 것처럼 생각하기 쉽지만, 암도 여느 상처와 다르지 않다.

일선에서 진료하는 의사의 입장에서 보면 인간의 복원력은 참으로 엄청나다는 생각에 깜짝 놀랄 때가 적지 않다. 바람만 불어도 날아갈 듯 위태롭던 환자가 멀쩡하게 건강한 모습으로 나타난다. 사람을 못 알아볼 정도다. 놀랄 일이긴 하지만 이게 인간의 본성 중 가장 기본적인 것이다.

복원력은 인간의 본성인 항상성의 법칙에서 비롯된다. 우리는 자세를 삐딱하게 앉으면 저도 모르게 반듯하게 고쳐 앉는다. 그게 인간 본연의 자세이기 때문이다. 배고프면 밥을 먹는 것도 항상성의 법칙에서 비롯된다. 밥을 먹어야 힘이 생기고 일할 의욕이 생긴다. 이게 복원력이다.

실은 이런 항상성의 법칙에 의한 복원력은 모든 생물이 갖추고 있는 본성이며 엄마에게서 물려받은 위대한 자연치유력이다. 가뭄에 시든 채소밭에 물을 줘보라. 당장 생기가 돌고 풀 죽어 구부러진 허리가 반듯해진다. 암 상처도 끝장이 아니다. 가벼운 여느 상처처럼 생각해도 된다. 그런 이미지를 갖고 있어야 마음이 가벼워진다. 잊지 마라. 면역력은 정신신경면역이라는 사실을.

예쁜 복숭아

암이라고 하면 사람들은 일단 식사 제한부터 한다. 우선 적게 먹고 섭취하는 칼로리를 줄인다. 그리고 고기나 육류 등을 전혀 먹지 않고 현미와 야채만으로 식사한다. 이게 암 환자들이 일반적으로 알고 있는 식사법이다. 그리고 이렇게 지도하고 있는 전문가도 있다. 물론 그래야 할 합리적 근거가 있다.

하지만 이렇게 먹으면 당장 야윈다. 저항력이 떨어져 암세포가 급격히 증가하고 심각하게는 사망에 이를 수도 있다. 고기를 안 먹으면 지질 속의 콜레스테롤이 떨어져 암은 물론이고 뇌출혈, 감염증 등 아주 위험한 지경에 빠질 수 있다. 콜레스테롤은 온몸의 세포막과 각종 호르몬의 원료가 되며 기억력 등 뇌 활동에도 영향을 미친다. 몸은 얼마간의 수분과 주로 단백질, 지질로 되어 있다. 특히 뇌의 60퍼센트가 지질이다. 그리고 무엇보다 세포막이 튼튼해야 암뿐 아니라 세균과 바이러스도 퇴치할 수 있고 염증도 생기지 않는다.

어렵게 이야기할 것 없다. 야위면 안 된다. 약간 통통해야 건강하고 장수한다는 사실은 많은 연구 결과가 뒷받침하고 있다. 그래야 힘도 좋고 몸에 비상이 걸렸을 때 힘을 쓸 수 있다. 또한 세포력, 저항력이 튼튼해진다. 한마디로 맛있는 것을 잘 먹어야 한다. 육류, 우유, 계란, 어류 등 잘 먹고 몸이 튼튼해야 암을 이겨낼 수 있다.

단백질은 20종의 아미노산으로 돼 있는데 그중 9종은 필수아미노산이다. 이것은 우리 몸 안에서 만들어낼 수 없고 반드시 외부로부터 섭취해야 한다. 안 먹고 못 먹고 세포 자체가 약해지면 정상 조직이 약해져 암세포의 증식과 침입을 허락하게 된다.

문제는 우리가 먹는 고기의 질이다. 닭장, 돼지우리의 짐승은 지방

살만 잔뜩 오른 질 나쁜 고기다. 조류 인플루엔자 등 유행병이 만연하는 것도 밀집 사육이 문제다. 이런 짐승들은 숨도 못 쉬는 우리에 갇혀 있어 스트레스 덩어리다.

더구나 우리는 고기를 먹었다 하면 포식하는 경향이 있다. 우리 몸은 필요한 만큼만 섭취하고 잉여 단백질은 저장 창고가 없어 밖으로 내보내야 하니 간에서 분해되고 콩팥을 통해 소변으로 빠져나간다. 따라서 고기를 먹는 날은 간과 콩팥이 KO되는 날이다. 그리고 고기를 맛있게 먹으려면 구워 먹어야 하는데 이때 번개탄을 쓴다. 이건 발암물질 덩어리다. 어쩌다 시커멓게 탄 고기도 먹는데 이 또한 직접적인 발암물질이다.

《태초 먹거리》의 저자 이계호 교수는 이렇게 경고했다. 시중에 판매되는 복숭아는 하나같이 미인이다. 처음부터 비닐을 덮어씌우기 때문이다. 기미나 주근깨가 없다. 사람들은 예쁜 복숭아를 사 들고 나온다. 딱하다. 태양 빛을 받고 자란 복숭아는 기미 주근깨가 박힌 못난 복숭아다. 하지만 예쁜 복숭아 10개와 맞먹는 영양 성분이 들어있다.

스트레스를 풀겠다고 술과 고기, 번개탄을 흡입한다. 이는 오히려 스트레스를 쌓는 일이다. 우리의 암 발생률이 다른 나라에 비해 저연령화되고 있다는 보건당국의 통계가 나왔다. 암 덩어리를 먹고 사니 그럴 수밖에. 참으로 걱정이다.

7

암 치료는 어떻게 이뤄지는가

암 치료는 어떻게 이뤄지는가

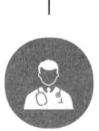

실제로 암 진단을 받았다고 하자. 그렇다, 암이다. 어쩌면 이 병으로 죽을지도 모른다. 솔직히 두렵다. 그러나 주치의의 설명을 듣고 보니 그리 절망적인 것도 아니다.

문제는 지금 처한 이 상황을 어떻게 보고 어떻게 대처할 것인가다. 현명한 이성적 판단이 요구된다. 냉철해야 한다. 그리고 무엇보다 극복해낼 수 있다는 자신감이 있어야 한다. 여기가 갈림길이다. 암이라니, 암을 이겨낼 장사가 어디 있느냐며 부정적인 생각에 빠지면 정말 종말이 올지 모른다.

하지만 평소에도 인생을 긍정적, 낙관적으로 보는 훈련이 잘 되어 있는 사람이면 제 손으로 무덤을 파진 않는다. 같은 암이라도 전두엽이 어떻게 해석하고 받아들이느냐에 따라 앞으로의 경과는 아주 달라진다. 부정적인 해석을 하면 그에 따라 당장 세로토닌의 활성도가 떨어져 우울증에 빠질 수도 있다. 암보다 우울증으로 자살하는 사람이 그래서 생긴다.

이시형 박사
면역이 암을 이긴다

긍정적인 전두엽이 면역을 강화한다

마음의 구조는 이렇다. 우선 전두엽이 들어오는 정보를 해석하고 판단한다. 여기에 따라 뇌신경전달물질의 분비나 활성도가 결정되고 변연계의 감정 반응이 따라 일어난다. 이것이 시상하부의 신경, 호르몬 등의 분비로 이어져 우리 몸에 여러 가지 생리적 반응이 나타난다. 면역은 마음이 만든다는 말도 여기서 연유한다.

특이한 것은 세로토닌은 전두엽이 긍정적 또는 부정적 해석을 하기 전에 긍정적인 해석을 하도록 돕는다는 사실이다. 따라서 이 모든 시작은 전두엽의 몫이다. 정보를 종합해서 상황을 긍정적으로 해석해야 한다. 그 정도라면 내가 감당해낼 수 있겠다는 자신감이 있어야 한다.

이런 밝고 긍정적인 생각이 시상하부에 전달돼야 자율신경을 비롯해 내분비대사에 균형이 잡히고 면역 체계가 올바르게 가동한다. 그리고 균형 잡힌 마음은 대표적인 신경전달물질인 세로토닌, 노르아드레날린, 도파민의 균형을 유도하고 온 뇌를 활동적이고 긍정적인 모드로 바꿔준다.

특히 세로토닌의 역할은 대단히 중요하다. 세로토닌 자체가 긍정적이고 쾌적하며 밝은 모드를 만들어내지만 뇌가 극단으로 치닫지 않도록 균형을 잡아주는 역할을 한다. 싸우겠다는 투지의 노르아드레날린도 과잉되면 스트레스로 작용해 면역력을 떨어뜨린다. 의욕

호르몬인 도파민도 넘치면 습관성이 문제가 될 수 있다. 어느 한쪽으로 치우치지 않게 균형을 잡아주고 조절해주는 세로토닌이 그래서 중요하다.

평소 전두엽 관리를 건강하게 잘 해내야 할 것이며 세로토닌적 생활이 얼마나 중요한가를 체감해야 한다(《세로토닌하라》 참고). 면역은 마음이 만든다는 말은 전혀 과장된 표현이 아니며 정신신경면역의 요체가 여기에 있다 해도 과언이 아니다.

세컨드 오피니언을 구하라

재검, 정밀검사를 통해 암이 확진되면 대단한 충격이 온다. 하지만 이럴 때일수록 냉정해야 한다. 그래야 의사의 설명을 자세히 듣고 앞으로 치료 계획을 생각해볼 수 있다.

일단 주치의는 검사 결과를 설명하는데, 환자가 받을 충격을 감안해 보호자에게만 따로 설명할 때도 있다. 그럴 기미가 보이면 단호한 어조로 직접 이야기해달라고 말해야 한다. 환자가 지나치게 불안해하거나 정서적으로 불안정한 경우 주치의는 환자에게 솔직히 말하는 것이 조심스러울 수 있다. 물론 환자에 대한 의사로서의 배려이긴 하지만 그래도 이건 환자 본인의 문제이므로 환자와 직접 의논해야 한다. 그리고 환자 역시 자신의 문제이므로 적극적으로 물어야 한다.

현재의 상황, 치료 계획, 경비, 예상 경과까지 자세히 물어라. 인기 있는 유명 의사일수록 상담 시간에 인색하다. 그럴 땐 간호사에게라도 자세히 물어야 한다.

수술을 해야 하는 경우라면 다음과 같은 내용을 물어보라.

- 수술이 필요한 이유를 물어야 한다. 안 하면 어떻게 될 것인지, 수술 이외에 다른 방법은 없는지도 물어야 한다.
- 절제하는 범위, 수술 후 기능상 또는 미용상 어떤 후유증이 있을 것인지 물어야 한다.
- 수술을 받으면 예상되는 완치율과 재발의 위험에 대해 물어라.
- 수술 전후 방사선, 항암제 치료를 받을지 물어보라. 받는다면 그 기간이나 경비 등도 함께 물어보라.
- 수술 전후 검사 또는 수술 등으로 예상되는 고통의 유무를 물어야 한다.
- 전체 입원 기간에 대해 물어보라.
- 사회로 복귀하기까지 예상 시기는 어떤지도 물어라.
- 수술 후 면역 복구 프로그램은 어떤 게 있는지 물어보라.

그리고 진료 기록을 복사해달라고 해서 다른 병원의 의사에게 의견을 물어볼 것을 권한다. 두 사람의 의견이 비슷하면 누구에게 갈 것인가를 결정해야 하는데, 내가 권하는 의사는 다음과 같다.

- 나를 인격적으로 대해주는 의사
- 충분한 상담 시간을 마련해주는 의사
- 나의 고충이나 불안, 공포심을 이해하고 내 입장에 공감하는 의사
- 굳이 유명 의사를 찾을 필요는 없다.
- 의사들에게 암은 상식이다. 잘하고 못하고가 없다. 인간적인 의사가 좋다.
- 자신의 의견을 너무 강조하거나 강요하는 의사는 피하는 게 좋다.
- 치료 선택의 장단점을 솔직히 이야기해주고 환자에게 선택의 폭을 제시하는 의사
- 암 전문의가 아니라도 친분이 있는 의사가 있다면 의논해보는 것도 결정에 큰 도움이 된다. 처음 만난 주치의와는 다른 분야 전문의가 좋다.

일단 결정하면 전적으로 믿고 따르되, 치료 도중 도저히 맞지 않는 게 있으면 의사에게 솔직히 말하고 치료 방법을 조정하거나 병원을 바꾸는 방법도 있다. 어느 단계에서든 정신적 안정이 중요하므로 조용한 요양소에서 적절한 휴식을 취하는 것도 잊지 않도록 한다.

암의 3대 표준 치료

암 전문의들 사이에서는 이 말이 쓰인 지 한참 됐지만 일반인들에게는 좀 낯선 용어다. 표준 치료란 세계 어느 선진국에 가도 통용되는

질 높은 '최선 치료'를 말한다. 물론 이 치료로 기적이 일어난다는 이야기는 아니다.

대부분 암이라고 하면 명의를 찾겠다며 난리다. 하지만 표준 치료를 안전하게 수행할 수 있는 의사를 찾는 게 순리다. 유명한 대학병원일수록 오히려 이런 의사를 찾기 어려운 게 한국의 의료 현실이다.

표준 치료라고 결정되는 과정은 참으로 엄격하다. 최대한의 존엄이 지켜져야 할 '사람'에 대한 치료약으로 인정받기 위해서는 윤리와 도덕의 관점에서 임상시험이라는 엄격한 심사와 수순을 밟지 않으면 안 된다.

임상시험은 환자를 상대로 3단계의 엄격한 시험을 거쳐야 한다. 제1상相, 제2상, 제3상으로 나뉘어 시행되는데, 1상을 통과해서 인정을 받아 다음 2상으로 옮겨가는 데 몇 년이 걸리기도 하는 참으로 까다롭고 엄격한 심사 기준이다. 이는 의료 윤리에 기반한 세계 공통의 절대적 규정이다. 3상을 통과해도 그 유효성이 검증돼 환자에게 약으로 제공되기까지는 제출된 건수의 겨우 5퍼센트만 통과될 정도로 엄격하다.

암 치료에서 이른바 3대 요법이라면 수술, 항암제, 방사선 치료를 말한다. 최근에는 제4, 제5 치료도 등장하고 있다. 이 중 치료 주역의 빈도에 따르면 수술, 항암제, 방사선 치료 순이다. 대개의 종합병원에서는 '이 환자의 이런 상황이면 이런 선택지가 최선'이라는 가

이드라인이 마련돼 있으며 이를 위해 'TEAM 치료'가 잘 돼 있다.

대체로 고형固形 암은 완치를 위해서는 수술이 기본이다. 따라서 전이가 있고 치료가 곤란한 암은 수술하지 않는다. 전신병全身病으로 번진 암의 한 조각을 떼어낸다고 해결될 일이 아니기 때문이다.

항암제를 사용하는 치료는 '화학요법'이라 부르는데 크게 세 종류로 나뉜다.

- 살殺 세포성 약제
- 호르몬 치료제
- 분자표적 치료

항암제를 쓰는 이유는 수술만으로는 재발 위험이 높기 때문에 재발 억제를 위해 보조적으로 사용하는 것이다. 또한 항암제에 잘 듣는 암에 대해선 그것만으로 완치가 되기도 한다. 그리고 전이, 재발로 치료가 어려운 경우 암과 잘 지낼 수 있도록 공생의 목적으로 사용한다. 항암제를 쓰면 완치는 어려워도 진행을 늦출 수 있다. 그리고 암 크기가 작아지면 전신 증상이 호전된다. 처음에는 불가능해 보이던 수술이 가능해질 수도 있다. 항암제를 무조건 악惡으로 규정하는 선입관은 버려야 한다. 항암제는 계속 진화, 발전하고 있다.

선진국에서는 암 약물요법 전문의가 따로 있다. 꿈의 신약이라고 불리던 이레사iressa도 많은 부작용이 드러났지만 이는 의사의 실력

부족일 뿐 잘 쓰면 참으로 좋은 약이다.

면역요법은 세계적인 기술과 실력을 가진 연구진들이 함께 개발 중에 있는 분야지만 성공 사례는 피부암의 일부에 지나지 않고 있다.

3대 암 치료는 필수다?

암 전문의는 물론이고 많은 환자들이 수술, 항암제, 방사선의 3대 암 치료를 반드시 거쳐야 하는 필수 코스로 생각하고 있다. 실제로 대개는 거쳐야 한다.

문제는 이 중 어느 치료도 전신쇠약은 물론 면역력의 급격한 저하가 따라오며 통증, 오심, 구토 등 여러 가지 부작용이 많다는 점이다. 이런 부작용은 어느 정도는 각오하고 참아야겠지만 환자 본인이 도저히 못 견딜 정도면 일단 치료를 중단하고 얼마간 휴식을 갖는 게 좋다. 그리고 전신쇠약이 심한 경우 치료를 중단하는 게 현명한 선택이다.

대부분의 주치의는 '조금만 더 참으면' 완치될 것이라고 아쉬워한다. 하지만 이게 의사의 전문적 본능이다. 의사는 일단 환자를 만나면 최선을 다해 빨리 완벽하게 치료해줘야 한다는 강박증을 갖고 있다. 따라서 환자의 고통을 이해하면서도 치료 중단이라는 결정을 쉽게 내리지는 못한다. 어떤 의사는 화를 내면서 중단할 바에는 다시

오지 말라고 야단을 친다. 그런 의사라면 다시 가지 않는 게 좋다.

우리는 여기서 3대 암 치료가 필수인가 하는 의문을 갖게 된다. 물론 세 가지 다 하는 건 아니다. 그러나 의사는 자기 전문 분야만은 빼선 안 되는 것으로 강조한다. 그게 전문의의 직업적 욕심이기도 하며 자부심이다.

3대 치료는 하되 환자의 컨디션을 세심히 살펴가며 신중에 신중을 기해야 한다. 항암요법으로 암 크기가 줄어든다고 해도 그게 완전한 치료로 가는 길은 아니다. 그리고 항암제를 쓰면 암도 염증이므로 크기가 작아지지만 계속 사용하면 암이 항암제에 대한 적응력이 생겨 별 효과를 발휘하지 못할 수도 있다. 전신쇠약, 말초혈관의 파괴 등 만약 재발할 경우 손쓸 수 없는 상황이 될 수도 있다. 무슨 약을 써도 국소까지 갈 수 있는 길이 이미 막혔기 때문이다.

최고의 암 치료는 예방이다

암의 역학적 연구 결과를 개관해두는 건 큰 도움이 된다. 암의 발생 빈도는 증가한다는 게 통념이다. 무엇보다 고령 사회가 제일 큰 원인으로 지목된다. 나이가 들수록 암 발생이 높은 건 이해가 간다. 그 외 발암 요인으로 지적되는 배기가스 등 외적 요인들이 생활환경 악화로 증가하고 있다. 진단 기술의 발달도 한몫하고 있다. 모르고 지낸

암도 이제는 진단으로 드러나고 있다.

지난 50년간 의료 기술은 괄목할 만한 발전을 거듭해왔지만 전체적으로 볼 때 암 치료 성적은 그에 상응하지 못하고 있다. 사망률이 줄어들기는커녕 오히려 상승했다는 보고에 아연할 수밖에 없다. 조기진단 기술, 방사선, 항암제, 표적 치료 기술 등 놀랄 만한 의학 기술의 발전에도 불구하고 전체적인 사망률이 줄지 않았다니 당황스러울 정도다. 눈부신 의학의 발달도 암 앞에서는 그 위력을 충분히 발휘하지 못하고 있는 건 아닌가. 암 전문의가 들으면 깜짝 놀랄 만큼 걱정하지 않을 수가 없다.

그럼에도 불구하고 암 치료 주치의는 일단 치료하기에 바쁘다. 어떤 치료가 지금 이 단계의 이 환자에게 가장 적절할 것인지, 밀려드는 환자들 앞에서 깊이 생각해볼 여유가 없다. 따라서 환자가 처음 어떤 전문의를 찾느냐에 따라 치료 방향이 결정될 수도 있다. 외과 의사를 처음 만났다면 수술할 가능성이 높고, 내과 의사라면 항암제로 시작할 수도 있다.

항암 치료는 단독으로 쓰는 경우도 있고 다른 치료와 병합해서 쓰는 경우도 있다. 수술 전후 항암 치료를 하는 협진 체제가 잘 운영되는 곳도 있다. 요즈음 대형 병원의 암 센터는 협진 체제가 비교적 잘 갖춰져 있지만 아직 자기 전문 분야를 고집하는 의사가 적지 않다.

치료 기술은 전문 분야별로 날로 발전돼왔다. 디터 하거Dieter Hager 박사의 보고에 따르면 지난 50년간 암 치료의 획기적인 발달에 힘입어 4명 중 1명은 수술로 완치됐으며 8명 중 1명이 방사선 치료로, 20명 중 1명이 항암제 치료로 완치됐다. 같은 항암제도 급성 백혈병 등 혈액암에는 놀랄 만한 치료 성과를 올리고 있지만 대체로 위암, 대장암, 담낭암 등 장관암에 대한 치료 효과는 그리 크지 않은 것으로 보고되고 있다.

이제 암 전문의들은 현대 의학 치료에 면역학 치료, 분자생물학적 치료, 물리적 치료, 영양 치료, 심리 치료 등 통합암 치료 모델을 제시한다. '암은 예방만이 최선의 치료'라는 쪽으로 의견이 모아지고 있다. 항암제만으로 암의 완전 제거는 불가능하다. 암세포가 선호하는 생태 환경을 바꿔야 한다. 정신신경면역이 각광을 받는 이유다.

항암제 공포

나 역시 항암제에 대해 상당히 부정적이었다. 무엇보다 부작용으로 인한 환자의 고통이 너무 심해서 보기에 참으로 딱했다. 물론 이건 항암제의 부작용 탓만은 아닐 것이다. 암의 병상이 워낙 악성이기 때문이다. 그리고 병원의 오랜 투병 생활에서 오는 환자의 정신적 피로감, 피폐도 한몫을 한다. 거기에 항암제는 고가다. 선진 의료라는 이름으로 환자가 부담해야 할 비용이 만만치 않다. 가정 경제에 큰 부담을 떠안긴다. 그러고도 잘 낫지 않는다. 환자는 엄청난 정신적, 경제적 부담을 안고 희생을 치르고 있는데 치료는 부진하다. 이런 항암제를 계속 쓸 필요가 있을까. 환자는 날로 수척해지고 머리도 빠지고 도대체 나을 기미가 보이지 않는다. 부정적인 생각이 들 수밖에 없다.

여기엔 신약에 대한 경험이 적은 의료진 탓도 있을 것이다. 더구나 써본 경험이 없는 의사일 경우 심각한 부작용에 대해 어떻게 대처해야 할지 당황스럽다. 경험이 많지 않은 의사라면 당연히 걱정이 될 것이다.

이런 점을 감안해서 선진국에서는 암 약물요법 전문의 제도가 따로 있다. 미국은 1만 4,000명이 있으며 일본도 시작한 지 얼마 되지 않았지만 1,000명이나 된다. 이것도 태부족이라고 전문의는 말한다. 영국에서는 항암제를 쓰는 데 있어서 환자의 삶의 질에 대한 정량화가 엄격하게 심사되고 있으며, 치료 전망을 비롯해 사회 복귀 가능성, 유효성, 안전성 등 비용대비 효과가 높은 치료를 하고 있다. 우리가 보기엔 냉정한 측면도 없지 않지만 의료 사회보장제도가 완벽하게 돼 있는 영국으로선 고가의 항암제 사용에 엄격할 수밖에 없을 것이다.

앞으로 점점 고가의 신약이 개발될 것이다. 암 약물요법 전문의 제도의 도입이 시급하다. 작은 병원에서는 수술한 외과의가 항암제 치료까지 같이하는 경우도 있다. 고도로 숙련된 노련함이 필요하다.

암이 싫어하는 환경

암세포는 혐기성 해당계이다. 따라서 산소가 풍부하고 공기 좋은 곳을 싫어하는 특성이 있다. 건강인에게도 공기 좋은 숲속에서 얼마간 지낸다는 건 더없이 좋은 일이지만 암 환자에게는 필수적인 치료 요건이다. 절도 좋고 집도 좋다. 요즘은 산속에 펜션과 같은 요양할 만한 곳들이 많다. 조용하며 원할 때 언제든지 갈 수 있는 곳을 물색해 놓는 게 좋다. 공기만이 아니다. 면역에 좋은 자연식이 마련될 수 있으면 금상첨화다.

숲에서 암을 이겨낸 사람들의 이야기를 들어보면 믿기지 않는 기적 같은 일들이 너무나 많다. 암 3대 요법을 처음부터 받지 않고 곧바로 산으로 온 경우도 있다. 병원에서 너무 말기라 어떻게 손을 써볼 수도 없으니 집에 가서 앞으로 6개월 동안 정리하라는 선고를 받고 모든 걸 체념하고 죽으러 산으로 들어온 것이다. 화전민 집을 거처로 삼고 텃밭에 채소도 가꾸고 산으로 다니면서 맑은 물, 맑은 공기를 마시고 약초도 캐고 하노라니 6개월을 훌쩍 넘어 몇 년을 아무 일 없이 건강하게 잘 지낸다. 몇 년 후 병원에서 검사를 받아봤지만 암세포라고는 찾아볼 수 없는 완치 상태다. 의료진도 놀란다. 정말로 그 환자인지 믿을 수가 없다고 한다.

현직 외과 의사가 직장암으로 겨우 통변만 되도록 수술 받은 후 모든 걸 체념하고 산으로 들어가 3년 후 완치가 돼 돌아온 이야기도

이시형 박사
면역이 암을 이긴다

있다. 이건 기적이다. 그러나 의학은 과학이라 기적을 믿지 않는다. 이런 환자들의 이야기는 집담회 의제로 오르지도 않는다.

그렇다고 현대 의료를 포기하고 산에 들어가라는 소리는 아니다. 다만 숲에는 엄청난 치유력이 있다는 사실을 말하고 싶어서다. 숲에서 얼마간 지내기만 하는 것으로 NK세포가 증가한다는 보고도 있다. 무엇보다 숲에 들어오면 부교감 우위로 이완 상태로 된다. 도심의 스트레스로부터 해방된다. 그리고 쾌적 호르몬, 세로토닌 분비 등으로 면역력 환경에도 더없이 좋다. 병원 치료를 받으면서 틈나는 대로 숲에서 지낼 수 있도록 임시 거처를 마련해두길 권한다.

암은 사람마다 다르다

누가 어디서 어떤 치료를 받았더니 완쾌했다더라 등 암 환자들이 모이는 곳에서는 별의별 이야기가 많다. 병원 대기실에는 아주 그럴듯한 말로 환자를 유인하는 몰이꾼이 많다. 여기에 속아 아주 엉뚱한 치료로 반 죽게 된 환자도 적지 않다.

지푸라기라도 잡고 싶은 환자들의 심리를 악용하는 몰이꾼의 행태가 근절되지 않는 이유는 그런 황당무계한 말을 믿는 환자가 있기 때문이다. 어떤 사람이 그런 치료로 나았다고 해서 자기도 낫는 건 아니다. 암은 사람마다 다르다. 암 종류만도 전문의는 100가지 이상으로 분류하며 같은 암이라 해도 유전자 조합이 또 다르다. 인체의 2만 3,000여 개 유전자 중 350개 이상이 암 관련 유전자로 밝혀졌다. 그리고 5~7개 이상의 유전자 돌연변이가 모여야 암이 발생되는 것으로 보고되고 있다.

이렇게 놓고 볼 때 어느 누구의 암도 같을 수가 없다는 건 당연한 일이다. 주위에 믿을 만한 사람들 말을 듣되 자신과 다르다는 전제로 들어야 한다. 암에 좋다는 기능성 식품이나 한약재도 일단 시도해보고 안 맞거나 좋다는 기분이 들지 않으면 즉각 중단하는 게 좋다. 누가 먹고 큰 효과를 봤다고 해서 나 역시 같은 효과가 있을 거라 장담할 수 없다. 더구나 검증도 안 된 것들이 시중에 너무 많이 떠돌고 있다. 현혹되지 말기 바란다. 암 환자는 남의 말에 쉽게 넘어가고 마는 심리적 약점이 있다는 걸 스스로가 알아야 한다.

8

회복과 면역

회복과 면역

대개의 암 환자들이 한 번은 넘어야 할 산이 암의 표준 치료 3대 요법이다. 이게 어느 정도 성공적으로 마무리되면 의사도 환자도 조금은 안심을 한다. "잘 됐습니다. 이제 집에 가서 요양 잘 하시고 3개월에 한 번씩 검사나 받으러 나오십시오." "감사합니다. 선생님 덕분에 살았습니다." 암 병동에서 가끔 보게 되는 참으로 축복받은 장면이다. 모든 게 끝난 것처럼 보인다. 의사도 환자도.

   하지만 면역이라는 입장에서 보면 치료는 지금부터다. 끝이 아니라 시작이다. 이제 겨우 급한 불은 끈 셈이다. 하지만 몸의 어느 구석엔가 불씨가 남아 있다. 어디에 얼마나 남아 있는지는 모른다. 당장 눈에 보이지 않을 뿐 암의 불씨는 살아 있다. 이게 다시 살아나지 않도록 생활 전반을 잘 지켜보면서 다독여야 한다.

이시형 박사
면역이 암을 이긴다

암 완치를 위한 생활면역요법

생활면역요법이라고 하면 좀 거창해 보일 수 있지만 어려운 말이 아니다. 생활을 통해 전반적인 면역력을 강화하자는 것이다. 앞서 암이 의심되거든 좋은 병원, 좋은 의사를 찾기 전에 자신의 생활 어디에 허점이 있었는지를 찾아보라고 했다. 특히 스트레스는 암의 주범이요, 치료 진행 과정에 가장 큰 영향을 미치는 요인이다.

퇴원 후라고 예외가 아니다. 생활의 개선 없이 암의 완치는 없다. 문제의 생활습관을 개선함으로써 암이 잘 자라는 환경이 조성되지 않도록 각별한 노력을 기울여야 한다. 건강인도 매일 5,000개의 암세포가 생겨나고 있다고 하니 다시 한 번 되새기자. 암에는 완치가 없다. 우리의 생활 전체가 항암적이고 면역적이어야 한다.

이 점에서 암 주치의는 취약점을 갖고 있다. 워낙 큰 전쟁을 치렀으니 이젠 그 환자에게 할 일을 다한 것 같겠지만 천만에다. 물론 바쁜 의사가 거기까지 손을 쓸 수는 없다. 하지만 환자에게 평생 생활면역 관리의 중요성을 강조하고 적절한 곳을 추천해야 한다. 환자도 큰 전쟁을 치르고 난 후라 두 번 다시 병원 생각을 하고 싶진 않을 것이다. 모든 게 끝났다고 생각하고 싶을 것이다.

하지만 암과의 전쟁은 끝이 없다. 건강인도 그래야 하거늘 하물며 암을 한 번 앓은 환자라면 더더욱 재발의 위험에 잘 대비해야 한다. 생활 전반에 걸쳐 면역요법을 실시해야 한다. 잘 찾아보면 의학적인 바탕 위에 효과적으로 운영되고 있는 곳이 없지 않다. 우리가 운영하고 있는 선마을도 그중 하나다. 개원한 지 10년이 되었지만 여전히 주목적은 생활습관 개선으로 자연치유력을 강화하는 것이다. 한정된 시설이라 더 많은 환자에게 방을 내주지 못해 죄송스럽다. 현재는 증축이 끝나 형편이 좀 나아졌다.

치료 후 복병, 면역 공백기

암의 표준 치료가 마감될 즈음, 환자의 면역 상태는 거의 바닥이 난다. 이런 면역 공백기는 응급 상태다. 이때 감기라도 걸려보라. 면역 공백 상태라 가벼운 감염에도 제어할 힘이 없어 폐렴으로 진행돼 생명을 잃을 수도 있다. 그런가 하면 겨우 진정시켜 놓은 암세포 세력이 언제든 다시 재발할 수도 있다.

이런 위험이 도사리고 있는데도 불구하고 주치의, 환자 모두는 그 힘들고 험한 고비를 넘겼다고 느긋하기만 하다. 그러나 면역이라는 측면에서는 참으로 위험한 상태에 놓여 있다. 빠른 응급처치가 필요한 시기다. 빠르게 면역력을 강화해야 한다.

대학병원 암 센터에서는 이 시기의 치료에 대한 매뉴얼이 개발돼 있다. 하지만 충분하지 않다는 게 내가 받은 인상이다. 이때는 집중적으로 면역 관리를 해야 하며 이 과정이 끝나 어느 정도 면역력이 회복된 후에라야 생활면역 관리로 넘어간다. 이 단계는 건강인도 물론 해야 하는 평생 면역 관리에 속한다. 암에 완치란 없다. 고령이 될수록, 그리고 한 번 암을 앓은 사람은 더욱더 이 생각을 해야 한다.

현대 의학적 치료만으로는 암의 완치를 기대할 수는 없다. 지금까지의 모든 치료법을 종합 검토한 통합의학적 접근을 해야 한다. 면역학적 치료는 물론이고 분자생물학적 치료, 물리적 치료, 영양 치료, 심리 치료 등이 총출동해야 한다. 하지만 많은 암 전문가들은 자기 분야를 중심으로 한 표준 치료만 중시할 뿐 이런 통합적, 전인적 접근에는 소홀한 편이다.

황성주 박사는 융합면역암 치료법을 제창했다. 현대 의학적인 표준 치료를 100퍼센트 수용하고 여기에 면역 칵테일, 영양 칵테일, 온열 칵테일 등 입증된 백신부터 투입하는 집중 면역 관리 치료법이다. 이를 위해 다음과 같은 검사를 의무적으로 실시하는데 그 결과에 따라 맞춤형 치료를 하고 있다.

- 세포 면역
- 면역 활성도
- 체온
- 영양 검사
- 활성산소
- 항산화 능력

- 유기산 검사

암의 전체적인 치료 단계를 개괄 요약하면 대체로 다음과 같은 3단계 접근법을 거친다.

암의 표준 치료(3대 요법) → 집중 면역 관리 → 생활면역 관리

면역 관리 없이 암 완치는 없다. 치유의 기적은 외부의 약물이 아니라 항상 몸 안에서 일어난다. 재발의 위험을 줄이는 길은 항암제가 아니라 건강한 생활습관을 통한 면역력 증강에 있다. 이게 완전 치유의 단계다.

내가 방문한 대형 병원의 암 센터 가운데 표준 치료에만 집중하고 그 후의 면역 관리가 체계적이지 못하다는 인상을 받은 병원이 한두 곳이 아니다. 협진 체제조차 잘 이뤄지지 않는 병원도 더러 있었다.

마음 치료의 중요성

자, 엄청난 전쟁을 치렀다. 전쟁이라는 표현이 과언이 아니다. 우선 이 전쟁은 환자가 처음 경험해보는 죽음과의 대면이다. 생사를 넘나드는 전쟁이었다. '암=죽음'이라는 생각은 누구나 한다. 암 진단을

받은 후 죽음을 생각하지 않는 사람은 없다. 우리는 남의 죽음을 목격한 바 있다. 상당한 충격이다. 하지만 그것이 막상 자신의 문제로 돌아올 때 그 충격은 상상을 불허한다.

처음에는 부인하기도 한다. 아닐 거야. 오진이겠지. 온갖 정보를 모으고 유명 의사를 찾아다닌다. 하지만 결론은 분명 암이다. 왜 하필 나야? 이게 환자의 반응이다. 얼마간의 시간이 흐른다. 할 수 없지. 최선을 다해 치료해야지. 나을 거야. 암 진단 후 몇십 년을 아무 일 없이 살아가는 사람도 많지 않던가.

이게 암 진단을 받은 환자들의 대체적인 심리적 반응이다. 죽음을 선고받은 임종 환자의 심리와 비슷할 만큼 상당히 심각하다. 다만 체념하고 받아들이는 죽음과는 달리 암에는 나을지도 모른다는 희망이 있다.

따라서 환자는 나을 것이라는 희망에 매달릴 수밖에 없다. 죽음에 직면한 환자 입장에서는 치료에의 희망은 더욱 절박하다. 그렇다 보니 암 환자의 의사에 대한 의존도는 절대적일 수밖에 없다. 구세주처럼 믿고 따른다. 시키는 대로 한다. 완전 굴복이다.

하지만 이런 심리적 상태는 자칫 합리적 치료 방향 설정에 문제가 될 수 있다. 치료자 입장에서는 이런 환자가 좋다. 다루기도 좋고 꼬박꼬박 지시에 잘 따르니 고맙기도 하다. 환자 상태와 치료 계획이 잘 맞아 치료가 잘 진행된다면 문제가 될 건 없다. 하지만 암은 럭비공과 같아서 다음에 어디로 튈지 모르는 게 특징이다. 특히 치료가 주치의의 예상이나 환자의 기대를 벗어날 때 자칫 심각한 상황으로 빠질 수도 있다. 너무 고통스러워 환자가 감당하기 어려운 경우도 있지만 처음 얼마는 참고 견딘다. 하지만 어느 단계를 벗어나면 이런 환자일수록 더욱 절망한다. 모든 걸 믿고 맡겼는데 잘못되다니, 치료의 대적大敵인 절망감으로 빠져든다. 이 시기에는 면역도 제로 상태일 텐데 여기에 절망이라는 심리적 부담이 가해지면 완전히 탈진될 수 있다.

이런 환자가 아니라도 암 치료나 면역 치료에서 환자의 마음 상태는 치료에서 빼놓을 수 없는 중요한 열쇠다. 우선 이런 환자는 치료 전에 마음 치료가 먼저다. 면역 회복을 위해서도 정신 회복부터 해야 한다. 마음과 몸을 함께 치료하는 통합적, 전인적 치료가 요구되는 상황이다.

때로는 치료를 중단해야 한다

표준 치료 3대 요법을 단독으로 시도하든, 병합하든 성공적으로 끝낸 환자는 그것만으로 축복이다. 보통 힘든 일이 아니기 때문이다. 통증, 오한, 구토, 식욕부진 등은 웬만한 사람 아니고는 견디기 힘든 고통이다. 치료가 진전됨에 따라 이런 고통스러운 증상은 더 악화된다. 그리고 전신 권태감, 피로감, 의욕 상실 등 삶의 질이 떨어지고 탈모, 수척한 몰골 등 자기상self image에 대한 자신감을 상실한다. 특히 여성의 경우 자기애에 심각한 상처를 입는다. 외출 거부는 물론이고 사람도 만나지 않겠다는 환자도 있다. 고독감을 지나 우울증이 자리 잡기 시작한다. 불면, 불안, 공포 등이 엄습하면 도저히 이대로 갈 수 없을 것 같다.

환자가 이렇듯 모든 면에서 부정적인 생각이라면 암을 이길 수 없다. 모든 병이 그렇지만 긍정적인 마음 상태가 치료의 열쇠다. '난 환자다', '난 안 돼!' 라는 부정적인 생각이 자리 잡으면 안 된다. '나는 건강하다' 고 긍정적인 방향으로 다시 바꿔 써야 한다. 그래야 치료적 에너지가 발동한다는 건 수많은 의학 보고로도 증명된 바 있다. 토마베치 히데토와 디팩 초프라Deepak Chopra에 따르면 그럴 때 비로소 뇌세포와 온몸의 세포에 치료적인 에너지가 작동한다.

언제 끝날지 모르는 고행이다. 이제 앞으로 몇 차례만 더 받으면 된다고 주치의는 격려하지만 자신의 컨디션이 그때까지 버텨줄 것 같지 않다. 나아지기는커녕 점점 더 나빠지고 있다. 의사는 사이즈가 작아졌다고 하지만 환자의 주관적 입장은 그 말을 선뜻 받아들이지 못한다. 정말 옳은 치료를 받고 있는 건가, 차츰 치료 자체에 근본적인 회의가 들기 시작한다. 전신쇠약이 와서 제대로 걷지도 못할 형편인데 이게 과연 낫는 길인가. 일단 좀 쉬어보자. 한숨 돌리고 여유를 갖고 다시 시작해보자고 말하지만 주치의는 "조금만 더!" 하고 강권한다. 이게 전문의의 직업적 본성이요, 근성이다.

빨리 완치해야 한다는 강박증은 의사라면 누구나 갖고 있다. 하지만 나는 환자의 의견을 따르는 게 순리라고 생각한다. 누가 뭐래도 자기 컨디션은 자기가 제일 잘 안다. 시상하부의 면역중추가 바닥났다는 신호다. 정신적으로, 신체적으로 도저히 견딜 수 없는 지경까지 온 것이다. 이대로 더 강행하면 정신은 물론 내분비계, 자율신경계, 면역계가 완전히 무너진다. 의학적으로 위험 수준이다.

이런 정도라면 얼마간 쉬는 게 아니고 아예 중단하는 게 순리다. 면역계 측면에서 본다면 위험 경계 수준이다. 더 이상 견딜 수 없다.

수술 후 회복은 면역에 달려 있다

환자 자신이 도저히 견딜 수 없어 치료를 중단하지 않으면 안 될 정도라면 면역력 검사를 따로 할 필요도 없다. 환자의 상태 전체를 인간적으로, 전인적으로 찬찬히 살펴보면 그의 면역 척도가 바닥에 있음을 쉽게 알 수 있다. 전문의는 대체로 국소의 암 크기에만 신경을 쓰는 나머지 환자 전체가 잘 보이지 않는다. 조금만 더 환자의 이야기를 잘 듣고 환자를 살펴본다면 그가 지금 면역 공백기의 위험 상황에 놓여 있다는 걸 한눈에 파악할 수 있다. 의학적으로 위험한 상황이다.

대체로 의사들은 특수한 진단상 목적이 없는 한 면역 검사를 잘

하지 않는다. 면역력 약화가 당장 큰 문제를 일으키지는 않기 때문이다. 면역력과 직접 연관이 있는 체온 측정도 잘 하지 않거니와 차트에 적힌 체온마저 유심히 보질 않는다. 한마디로 면역력에 무관심하다. 더구나 면역력이 떨어졌다고 해서 당장 면역력을 강화할 뚜렷한 처방도 손에 없다.

암 주치의가 면역력을 눈여겨볼 때는 수술 직전이다. 너무 낮으면 올라갈 때까지 수술을 연기한다. 2차 감염이 우려되기 때문이다. 하지만 걱정은 여기서 그치지 않는다. 어쩌면 환자는 수술이라는 큰 스트레스를 이겨내지 못한 채 영영 회복이 안 되는 경우도 충분히 생각할 수 있다.

수술 후 회복이 안 된 채 사망하는 사고가 가끔 일어난다. 수술은 잘 됐는데 사람이 죽는 경우도 있다. 특별한 원인을 찾지 못하는 경우가 대부분이지만 환자의 면역력이 바닥에 떨어진 결과가 아닐까 라는 생각도 할 수 있어야 한다.

항암제보다는 생활 혁명을

일단 표준 치료가 끝나면 의사는 치료가 완결된 듯한 생각을 갖게 된다. 하지만 환자는 재발에 대한 걱정을 떨쳐 내기가 어렵다. 실제로 암의 재발은 1단계 표준 치료가 끝난 후 6개월에서 2년 사이라고 한다.

물론 의사도 100퍼센트 재발은 없다고 단언하진 않는다. 만에 하나를 염려해서 항암제를 예방용으로 쓰는 경우도 있다. 그래야 일단 환자가 안심을 한다. 그냥 내버려두는 것보다 치료권에 들어 있다는 생각만으로 안심이다.

하지만 재발의 위험에 대비해서 예방용으로 항암제를 쓰는 건 꼭 필요한 특수한 경우가 아니라면 신중히 생각해볼 문제다. 재발엔 항암제가 아니라 생활 혁명을 통해 면역력을 증강시켜야 한다. 항암제는 치료용이든, 예방용이든 일단 면역력을 감소시킨다. 그리고 외부에서 계속 항암제가 들어오면 몸 안에서 면역세포를 만들어낼 일이 없어진다. 즉, 골수의 임파구 생산이나 NK세포 성장이 방해를 받게 된다. 따라서 예방용 항암제 사용에 관한 충분한 의학적 연구가 뒤따라야 한다. 잃는 것, 얻는 것을 잘 따져 보아야 한다.

황성주 박사가 말했듯이 재발은 확률 게임이 아니다. 1기 완치율이 90퍼센트라고 해서 나머지 낫지 않는 10퍼센트에 당신이 속하지 말라는 법은 없다. 물론 그 반대의 경우도 생각할 수 있다. 어느 쪽이든 항암제로 암의 완전 제거는 거의 불가능하다는 게 사실이다. 암세포는 조금이라도 남아 있게 되고 치료가 반복될수록 암세포는 저항력이 생겨 잘 듣지 않는다. 암의 정복은 암세포의 생태 환경을 바꿔주는 생활면역요법이 해답이다. 다시 한 번 강조한다. 저산소, 저체온의 생태 환경을 바꾸는 것이 효과적인 치료법이다.

환자는 재발을 두려워하지만 주치의는 그렇게 생각하지 않는다.

'재발하면 치료하지' 라는 생각이다. 환자의 그런 불안과 걱정을 이해하고 그런 심경을 받아들이는 의사라야 한다. 그런 태도만으로 환자는 안심한다. 선생님이 자신의 걱정을 이해하고 함께 걱정해주고 있다는 것만으로 환자는 한결 마음을 놓는다. 그리고 구체적인 면역생활을 지도할 수 있다면 금상첨화다.

재발해도 절망은 금물이다

완치됐다고 안심하고 있는데 재발이나 전이가 됐다고 하면 그 충격은 오히려 처음보다 더 클 수도 있다. 이젠 정말 끝장이라고 생각하기 때문이다. 완전히 절망에 빠져 아예 치료를 포기해버리는 사람도 있다. 그러곤 모든 걸 체념한 채 죽으러 산에 가는 사람도 있다. 한데 웬걸, 이런 사람이 몇 년을 멀쩡히 살아 있는 기적 같은 이야기를 앞에서도 여러 번 다룬 바 있다. 모든 걸 내려놓고 체념하고 나니 마음이 홀가분하고 편해져 죽음도 초월한 듯하다. 이런 마음이야말로 뇌 전체의 모드를 밝게 해서 면역계를 튼튼히 한다.

  마음을 비울 수만 있다면 이건 결코 기적이 아니다. 나는 이런 사람들을 여럿 만나 이야기를 나눈 바 있다. 아무 치료도 받지 않고 어떻게 멀쩡히 살아 있을 수 있을까? 이런 의문은 그들을 직접 만나보면 알 수 있다. 모든 걸 초월한 이들의 정신세계가 지금의 건강을 가져다준 정신신경면역계의 살아 있는 증거라 할 수 있다.

재발과 전이에 이럴 수만 있다면 축복이다. 하지만 이런 사람은 극소수일 뿐 대개의 사람들은 극심한 공포에 시달린다. 이번에야말로 죽음은 피할 수 없는 운명처럼 느껴지기 때문이다. 하지만 인간의 복원력은 우리의 상상력을 초월한다. 이번에도 어쩔 수 없이 또 제2의 치료에 임할 수밖에 없다. 첫 번째보다 모든 게 더 심각하다. 우선 면역력 저하가 무엇보다 큰 문제다. 거기다 전신쇠약까지. 도대체 저 몸으로 어떻게 그 끔찍한 제2의 고비를 무사히 넘길 수 있을까. 집안의 경제 사정, 직장 생활도 예전 같지 않다. 그뿐 아니라 1차 항암 치료로 인해 말초로 가는 혈관이 파괴되어 무슨 약을 써도 국소에 도달하기가 쉽지 않다. 투병 의지가 꺾일 수밖에 없다.

하지만 인간의 본성인 항상성의 법칙은 인간에게 무한한 원상복원력을 주어 그 힘든 고비를 잘 버텨나가게 해준다. 2차만이 아니다. 3차, 4차 수술, 항암 치료까지 몇 차에 걸쳐 거뜬히 견뎌낸 장사壯士가 한둘이 아니다. 운명이라면 참으로 모진 운명이다. 하지만 어쩌랴. 인간은 당하면 당해내게 돼 있다.

재발, 전이라고 끝장이 아니다. 다만 하늘이 모진 시련을 준 것이다. 어느 순간에도 생활을 통한 면역력 증강을 잊어서는 안 된다. 지금까지 여러 차례 시련을 이겨낸 것도 나름의 면역 관리를 잘해낸 결과다. 춥고 배고픈 시절에는 암은 물론이고 재발은 끝장이라고 생각했다. 하지만 이제는 잘살게 되면서 영양 상태도 좋아지고 비만을 걱정할 형편이 되었다. 의학도 하루가 다르게 눈부시게 발달하고 있다. 어떤 경우에도 절망은 금물이다.

완화 케어

온몸에 전이된 암은 낫기 어렵다는 게 현실이다. 노련한 전문의의 판단에도 완치가 불가능하다는 판단이 서면 완화 케어로 남은 삶을 의미 있게 사는 것이 현실적인 대안이다.

암 치료가 중단됐다고 절망할 이유는 없다. 완화는 모든 걸 완화시키는 치료를 말한다. 신체의 고통은 진통제를 필요한 만큼 투여한다. 그리고 마음의 고통도 치료진이 함께 나누고 편안한 여생을 보내도록 돕는 등 말 그대로 전인적 접근을 취한다. 환자가 자기다운 생활, 자기다운 인생을 보낼 수 있도록 지원하는 대단히 중요한 치료다.

의사 혼자서는 물론 안 된다. 간호사, 영양사, 약사, 사회사업가 등이 팀을 이뤄 하는 고도의 전문 치료다. 이것이야말로 치료를 넘어서 치유를 목표로 하는 고차원의 전문 치유다. 환자의 인격과 가치관을 존중하는 전인적 진료 풍토가 조성돼야 한다.

환자도 어떤 죽음을 원할 것인지 생각해봐야 한다. 그리고 아직 쓰지 않았다면 유서 작성도 잊지 말아야 한다. 한결 마음이 편해진다. 유서를 쓰면서 원수를 갚겠다고 이를 가는 사람은 없다. 모든 게 용서

된다. 참으로 편안하고 보람찬 생이었다고 생각하게 된다. 우리나라엔 아직 이런 시설이 많지 않은 것 같다. 계속 상태가 나빠지고 통증의 조절이 필요한 정도가 되면 호스피스로 옮겨 갈 수도 있다. 생각보다 잘 되어 있는 곳이 많다. 고마운 일이다.

9

자연치유력의 힘

자연치유력의 힘

암은 스트레스다

암 치료에서 스트레스의 중요성을 역설하는 데는 몇 가지 이유가 있다. 스트레스가 암의 원인이라는 것은 계속 밝혀지고 있다. 스트레스는 유전자변이를 일으키고 손상된 유전자 복구를 지연시킨다. 그리고 NK세포 활성도가 저하되며 세포사死에도 직접적인 영향을 미친다. 앞서 언급했지만 스트레스와 면역계는 직접적인 연관이 있다는 많은 보고가 나와 있다. 어쨌든 암 치료에서 스트레스 관리가 표준치료만큼이나 중요하다는 건 많은 학자들이 지적했으며 그간의 내 경험으로도 충분하다.

암 치료 과정에서 받는 스트레스는 다음과 같은 것들이다.

- 암 진단을 받는 순간의 충격이다. '암=죽음'이라는 선입관에 사로잡힌 환자로서 이보다 심각한 스트레스는 없다.

- 표준 치료를 받는 동안에도 스트레스는 더해진다. 수술 전후의 고통, 항암제의 부작용 등은 참으로 견디기 힘든 고난의 기간이다. 심지어 죽음을 생각하는 환자도 있다.
- '좋아졌다', '완쾌됐다'고 해도 재발의 스트레스는 은근히 환자를 괴롭힌다.
- 환자와 대담하노라면 발병 몇 달 전 반드시 극심한 스트레스에 시달린 적이 있다. 아직 진행 중인 경우도 있다.

암이 진단될 만큼 커지려면 1센티미터는 돼야 하는데 처음 발병해서 그 정도가 되려면 거의 20년이 걸린다. 즉, 암은 초 만성질환이다. 그게 왜 이 시점에 암으로 진단될 만큼 커졌을까. 잠잠하던 암이 스트레스로 인해 촉발, 발현된 게 아닐까.

 암의 시작에서 경과 중 스트레스 관리가 얼마나 중요한지는 재론의 여지가 없다. 표준 치료와 스트레스 관리가 암 치료의 열쇠다. 선마을을 찾는 사람들이 대개는 그렇지만 암 환우들도 예외 없이 교감우위의 자율신경 불균형 상태에 있다는 게 심박변이도HRV 검사를 통해 밝혀지고 있다. 그리고 환자들은 우선 보기에도 피로하고 지친 표정이 역력하다. 그간의 스트레스가 얼마나 심각했는지를 짐작케 한다. 이럴 정도면 뇌 피로도 심각해서 시상하부에 엄청난 부담을 주고 있을 것이다.

 예방주사 한 대면 평생 암 걱정이 없다는 기막힌 뉴스가 현실화되기 전까지는 누가 뭐래도 암 치료에 스트레스 관리는 절대적이다. 그리고 개인적으로 내가 정신과 의사이기 때문에 이런 이야기를 하게 되는 것도 같다. 보기에도 딱한 환자들을 위해 내가 할 수 있는 일, 도울 수 있는 일이기 때문이다.

전문의는 누구나 자기 전문 분야를 강조한다. 자기주장을 하려다 보니 극단적인 논조도 나온다. 내가 그간 읽어본 단행본의 상당수는 자기 것이 최고라고 주장한다. 그중에는 의학적 근거가 거의 없는 엉터리도 있다. 의료 사업가 냄새가 풍기는 부분도 없지 않다. 의학 관련 단행본을 낼 때는 언제나 이 점을 유의하지 않으면 안 된다. 나 역시 같은 우를 범하지 않을까 참으로 조심스럽다.

누구나 쉽게 걸리고 쉽게 낫는 병

힘든 고비를 넘겼다. 그것만으로 성공이다. 지금쯤 암에 대한 자신감이 생겼으면 좋겠다. '해볼 만한 상대야. 별것 아니야.' 이렇게 암을 대하는 자세가 좀 쉬워졌으면 좋겠다. 처음 암이라는 소리를 들었을 때는 정말이지 누구에게나 충격일 것이다. 그러나 치료가 진행되면서 차츰 자신감을 되찾게 된다. 힘들지만 견딜 만하다. 암에 상당히 익숙해질 것이다.

이젠 처음에 우리가 가졌던 '지레 겁을 먹는 태도'는 아니다. 암이라면 무조건 어둡고 캄캄하고 무서운 괴물 같다는 생각을 했지만 이젠 그간의 치료 경험을 통해 암의 실체를 잘 살펴볼 수 있는 여유도 얻게 됐다.

　암과 유전자의 관계만 해도 그렇다. 유전 하면 우리는 운명처럼 어떻게 해볼 수 없는 것으로 생각하기 쉽다. 물론 암은 유전자 손상으로 일어난다. 국소에 스트레스로 '염증-원상 복구'가 반복되는 사이 유전자변이가 일어나고 이게 5~7개 이상 모이면 암화된다. 암 유전자의 돌연변이는 불가역적이지만 암의 억제 유전자변이는 가역적이라 생활 혁명을 통해 원상 복구가 가능한 것으로 밝혀졌다.

　암은 임시 가건물과 같아서 쉽게 붕괴된다. 초기 병원 치료를 제외한 병원 치료는 전혀 받지 않은 채 산속에 살면서 기적처럼 완치됐다는 환자들을 보노라면, 자연면역요법을 잘하면 완치도 결코 어렵지 않다는 걸 알게 된다.

　또한 앞서도 언급했다시피 유전자변이라고 하면 우리로서는 어떻게 할 수 없는 것으로 흔히 생각하지만, 자세히 들여다보면 그리 비관적이지 않다는 걸 알게 된다. 암 증식을 억제하는 유전자는 우리의 노력 여하에 따라 얼마든지 변할 수 있고 원상 복구가 가능하다는 게 의학계 보고다. 세포의 무한 증식이 암이지만 그 증식을 억제하는 유전자만 기능을 잘한다면 무한 증식을 제어할 수 있다.

　이렇게 볼 때 암은 결코 난공불락의 성이 아니다. 누구나 쉽게 걸리고 쉽게 낫는다는 사실을 확인할 수 있다.

시상하부와 DNA

왜 단순한 면역이 아니고 정신신경면역일까? 그 대답은 시상하부에 있다. 면역은 장에 70퍼센트, 뇌에 30퍼센트 있다고 했는데 뇌의 면역 시스템은 시상하부에 있다. 시상하부는 변연계의 아주 중요한 기구로서 뇌의 중심 부위에 있으며 다음 그림처럼 생명을 관장하는 본능 중추가 여기 다 모여 있다.

중요한 기능을 살펴보면 다음과 같다.

- 우리 몸 내외부에서 오는 스트레스 상황을 스트레스로 인식, 적절한 회복 반응을 보인다.
- 체온을 조절한다. 면역 상태를 잘 나타내는 지수가 체온이다. 일반적으로 건강 체온은 36.5℃인데 현대 도시인은 거의 다 저체온이며 35.5℃ 이하라면 암 체질이다.
- 뇌하수체 호르몬을 비롯해 내분비대사계통을 조절한다.
- 음식물 섭취 행동 및 만복중추
- 수면 등 본능 행동
- 분노, 불안 등 정동 행동
- 공격성 촉발 및 억제
- 자율신경 사령부
- 면역계

이시형 박사
면역이 암을 이긴다

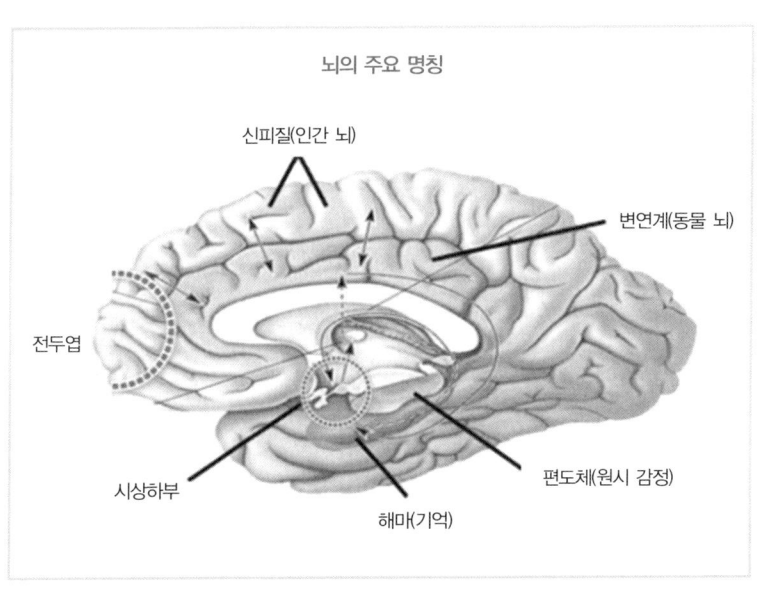

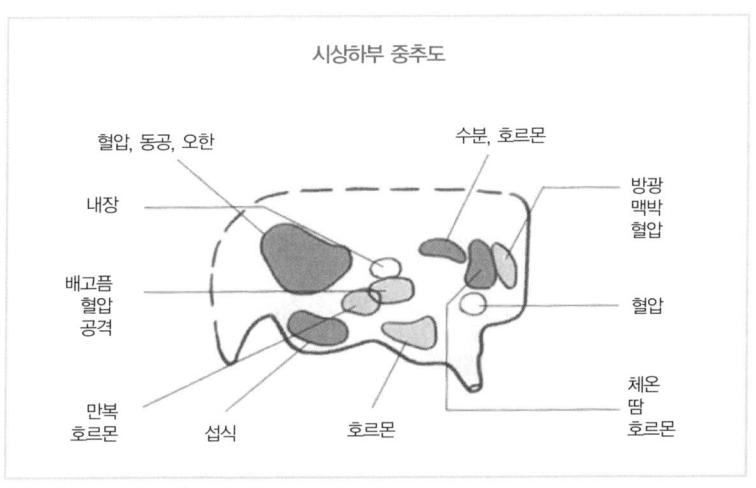

이와 같이 중요한 본능적 중추가 모여 있는 곳이 시상하부이며 여기에 스트레스를 받으면 주로 '자율신경계-뇌하수체 호르몬계-면역계'에 즉각적인 행동 반응이 일어난다. 이때 이들 계통의 어느 한 가지 특정 기능만 발현되는 게 아니라 고유 기능을 넘어 새로운 기능을 발현하게 된다. 하지만 이것만은 아니다. 스트레스 자극이 오면 시상하부에 있는 여러 중추가 동시에 영향을 받지 않을 수 없다. 스트레스를 받을 때 여러 전신 반응이 일어나는 건 시상하부의 여러 구조적 특성에 여러 기능이 있기 때문이다.

그리고 장의 면역 기능에도 영향을 미친다. 물론 장은 자체의 장신경이나 자율신경계가 뇌의 명령과는 독립적으로 기능하는 부분(장의 유동운동)도 있긴 하지만 전체적으로는 뇌시상하부의 지배 아래 있다.

시상하부는 면역의 사령부로 여러 가지 기능들이 서로 영향을 주고받으며 자기 고유의 기능을 넘어 새로운 기능을 발휘한다. 그래서 면역에 '정신-내분비-신경-면역psycho-endo-neuro-immunology'이라는 긴 이름이 붙은 것이다. 스트레스가 장기화되면 자율신경, 호르몬 균형이 붕괴돼 생체 기능 시스템 전체가 무너진다. 스트레스가 쌓이면 면역력이 떨어지는 것은 이 때문이다.

무엇이 암을 만드는가

오늘날에는 무엇이 암을 만드는지 발암 요인에 대한 연구가 많이 진행되어 속속 발표되고 있다. 한참 전 연구이긴 하지만 암 원인을 개관하는 데 도움이 될 것 같아 다음과 같은 미국의 연구조사를 소개한다. 식사가 30퍼센트나 된다니 놀랄 사람도 있겠지만 암에는 식사의 내용이나 질, 조리법, 식당 분위기까지 여러 가지 요인이 작용한다. 암은 딱 한 개의 정상세포가 무한으로 증식하는 암세포로 바뀌는 데서 비롯된다. 암세포는 세포핵 속에 분열억제 유전자 DNA가 파괴돼 증식 억제를 못하기 때문에 무한 증식한다.

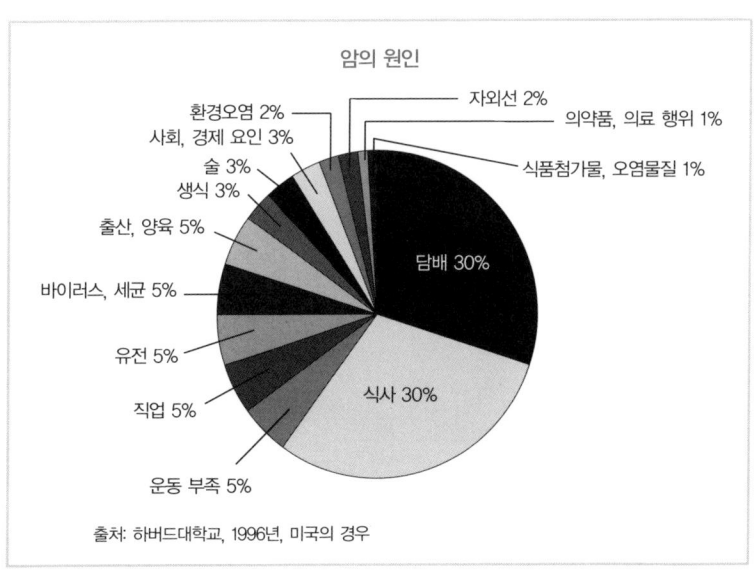

발암 요인은 이런 유전자 손상을 일으키는 물질을 말한다. 지금까지 확실히 알려진 것으로는 자외선, 배기가스, 담배, 고기나 육류의 탄 것, 산채 중 고사리 속의 독, 특정한 종의 곰팡이 등이다. 그러나 이런 외인성外因性 요인은 암의 30퍼센트에 불과하다. 발암을 촉진하는 내인성內因性 요인으로는 스트레스가 주범이다. 피로, 고민, 약물 복용이 3대 요인이라고 아보 토오루 박사는 그 원인을 명백히 제시한다.

암 전문의는 발암 요인에 대해 대체로 애매한 태도를 취한다. 특히 스트레스에 대해서는 그것이 한 요인이 될 것이라는 생각일 뿐 치료나 예방에도 스트레스 관리를 잘해야 한다는 일반론에 그친다. 그러나 아보 토오루 박사는 스트레스로 인한 '자율신경-백혈구' 변화에 대해 확실한 입장을 표명한다. 즉, 스트레스는 교감신경을 흥분시키고 이에 백혈구의 과립구가 즉시 증가하는데 이게 조직 파괴의 주범이자 암 요인이 된다는 것이다. 자율신경은 인체의 60조 개 세포를 조정하며 교감 우위의 아드레날린이 분비되면 과립구가 증가하고 조직 파괴가 일어난다.

스트레스로 인한 교감신경 우위의 상태는 다음과 같은 상황을 초래한다.

- 과립구 증가로 인한 활성효소 증가로 조직 파괴
- 혈관 축소로 혈류 장애를 일으켜 저산소, 저체온 발생
- 임파구가 감소하면서 부교감 저하로 면역력 감소

이시형 박사
면역이 암을 이긴다

- 배설 분비 기능 저하로 부교감 저하

이런 변화는 암이 쉽게 발생할 수 있는 생태 환경을 만든다. 따라서 치료는 간단하다. 스트레스 관리를 잘해서 이런 생태 환경을 바꿔주기만 하면 된다.

예외가 있긴 하지만 암은 스트레스에서 시작해 스트레스로 끝난다. 좀 단순해 보이지만 이것이 내가 정신과 의사로서 암 환자와의 인터뷰에서 얻은 결론이다.

암은 누구나 걸린다

건강인도 하루에 5,000개씩 암세포가 생겨나지만 면역세포가 이들 암세포를 다 잡아먹고 처리해버린다. 하지만 어느 순간 면역력이 떨어져 암세포에게 패배하면 바로 암이 시작된다. 물론 이런 상황은 아무에게나 일어나지 않는다. 취약한 사람이 있다. 유전적 요인도 작용한다. 그러나 의사이자 작가인 디팩 초프라에 따르면 유전자변이로 인해 생기는 질환은 암을 비롯해 5퍼센트에 불과하다.

무엇보다 가장 중요한 요인은 스트레스다. 과로는 물론이고 누구에게도 털어놓을 수 없는 고민이 있거나 만성적으로 성이 나 있는 사람들은 강력한 암 환자 후보들이다. 다행히 스트레스를 잘 처리하고 해결할 수 있다면 튼튼한 면역력 앞에 암세포가 맥을 못 출 것이다. 하지만 그게 어디 말처럼 쉽던가. 스스로 그래야 되는 줄 알면서도 처리가 대단히 미숙해서 상황을 더 나쁘게 만들 수도 있다. 이게 보통 사람이다. 누구나 암에 걸릴 수 있는 건 그래서 가능한 이야기다.

이런 정신적 혼란과 부담 속에 암이라는 진단을 받아보라. 그 충격은 엄청나다. 처음 당해본 일이라 어떻게 해야 할지 무척이나 혼란스럽다. 여태껏 한 번도 죽음이라는 공포를 경험해본 적이 없기 때문에 정신의 방어기제를 어떻게 작동시켜야 할지 방법이 없다. 스트레스는 더 가중된다.

하지만 이런 때일수록 차분해야 한다. 호흡을 크게 세 번 하고 상황을 냉철히 분석해보자. 왜 암이 생겼을까부터 생각해보자. 암은 생활습관병이라는 사실부터 인정하자. 생활 어디에 허점이 있었을까. 일단 자신의 암에 대한 주치의의 설명부터 잘 들어라. 그리고 자신의 생활을 돌아보자. 혼자 힘으로 안 될 땐 전문가의 도움이 필요하다.

자기 자신에게 문제가 있었구나 하고 문제를 파악하는 것만으로도 반은 풀린 셈이다. 그러면 이제는 차분히 암에 대한 조치를 생각해보자. 절대로 서두르지 마라. 허둥대다 보면 엉뚱한 결론을 내릴 수 있다.

기억하라. 암은 몇몇 특수한 경우를 제외하면 누구나 걸릴 수 있고 누구나 쉽게 나을 수 있다. 정확하고 객관적인 지식 위에 현명한 판단, 그리고 실행. 이제까지 생활의 허점을 교정하는 것만으로 치료는 성공이다. 덕분에 당뇨, 고혈압 등 다른 생활습관병도 같이 예방하거나 치유된다.

암세포가 좋아하는 환경

암세포가 좋아하는 환경은 정상 생태 환경과는 아주 다르다. 암 대처에서 우리에게 큰 힌트를 주는 게 바로 이 점이다. 암이 좋아하는 환경을 만들지 않으면 된다. 어떤 환경이냐고? 이미 여러 차례 암이 선호하는 생태 환경에 대해 설명한 바 있다. 바로 '저체온, 저산소'다.

우선 풍부한 산소가 있는 곳엔 암이 없다. 불행히도 도심의 생활환경은 그렇지 못하다. 매연, 탁한 공기, 오염된 환경, 높은 인구밀도 등은 자연 속에서 자연체로 살던 때와는 생태 환경이 아주 다르다. 암 환자들이 도심을 떠나 산속에서 생활하며 기적같이 회복됐다는 이야기도 그 때문이다. 도심 환경에 적응한다는 것 자체가 우리에겐 큰 스트레스다. 더구나 활동량이 많은 사람들은 교감신경이 흥분해 저체온, 저산소 환경을 만드는 과립구와 활성산소가 많이 발생한다.

이런 생태 환경은 세포의 분열 증식을 빠르게 촉진한다. 따라서 세포 분열이 활발한 장소, 즉 장의 상피세포, 폐, 유선, 위 등은 암세포 증식에 아주 좋은 조건을 제공한다. 조직이 파괴되고 염증이 발생하면 수복을 위해 세포 증식을 위한 증식 유전자가 발동한다. 이를 원형

암 유전자라 부른다. 암이라는 이름이 붙어 있지만 아직은 정상세포다. 그러나 교감 우위가 지속되고 조직이 파괴되고 수복하는 과정이 되풀이되는 동안 증식 관계 유전자에 이상이 오고, 급기야 증식 조절이 안 되는 상황이 돼버린다. 이상세포의 무한 증식, 이게 암이다.

현대 한국인은 여기서 누구도 예외일 수 없다. 오염된 도심 환경은 쉽게 저산소 환경을 유발한다. 활동적인 사람은 물론이고 스트레스가 많은 사람에겐 가히 치명적인 환경이다. 저산소, 저체온뿐인가. 교감신경의 흥분으로 과립구 증가 및 임파구 감소로 면역력이 현저하게 떨어진다. 발암 환경이 착착 갖춰진다.

자기 생활 주변에 산소가 풍부한 자연환경을 만들어야 한다. 앞으로의 주택 설계에는 이런 점도 충분히 고려되어야 한다(《의사가 권하고 건축가가 짓다》 참고).

암은 운이 아니다

암의 원인이 애매할수록 예방을 어떻게 해야 할지 대책이 안 선다. 그리고 막상 암에 걸리면 어디서 어떻게 대처를 시작해야 할지 참으로 막연하다. 지금까지는 암 전문의도 발암물질 몇 가지를 제외하곤 확실히 여기가 문제라고 정확히 짚어 말하지 않았다. 유전, 바이러스, 환경, 스트레스 등 복잡한 요인이 작용하는 것으로 막연히 설명한다. 그러니까 암에 걸리고 안 걸리고는 운이요, 재수다. 무엇이 잘 못돼 있는지 알 수 없으니 그렇게 생각할 수밖에.

안 걸리면 운이 좋은 것이고 걸리면 할 수 있는 치료나 한다. 죽고 살고도 운에 맡긴다. 이런 수동적 자세로는 현명한 암 대책이 나올 수 없다. 아보 토오루 박사는 이 점에서 아주 분명하다. 암을 일으키는 주범은 스트레스요, 그 진행 경과에 미치는 요인도 스트레스라고 분명히 말한다. 그는 광범위한 연구 결과를 토대로 '교감-과립구'를 중심으로 하는 스트레스 이론을 주장했다.

그에 따르면 백혈구 수와 기능은 자율신경에 의해 조정된다. 자율신경은 과로, 고민 등 심신에 미치는 스트레스의 영향을 받기 쉽다. 자율신경 난조는 곧 백혈구의 균형을 깨고 결과적으로 면역력 저하, 혈류 장애, 조직 파괴 등으로 이어져 누구나 쉽게 암에 걸리고 쉽게 나을 수 있다. 특별히 두려워할 것도 없다는 게 그의 지론이다. 실제로 과립구 증식은 빨라서 긴급히 2~3시간에 전체의 2배로 증식, 조직에 염증을 일으킨다. 그러나 수명은 2~3일로 점막에서 사멸할 때 많은 활성산소가 발생하고 조직 파괴가 광범하게 일어난다. 이게 암 발생의 기초다. 이처럼 스트레스는 교감신경의 긴장을 부르고 여러 가지 문제를 야기한다.

- 과립구 증가로 활성산소의 대량 발생 → 조직 파괴 → 증식 → 세포 유전자 이상 → 발암

- 혈류 장애로 조직에 노폐물, 발암물질이 정체
- 임파구 감소로 암세포를 감시, 격퇴하는 힘 약화
- 배설 및 분비 능력 저하가 세포의 기능 약화로 이어져 암세포 증식

이 모두가 암이 발생하기 좋은 생태 환경을 만들 뿐 아니라 발암 촉진 요인이 된다. 암은 내 몸 안에서 내가 만든다.

스트레스를 털어내 암을 예방하라

어떤 형태의 스트레스건 종착지는 과립구 증대로 귀결된다. 우리의 일상이 온통 스트레스긴 하지만 암 환자를 인터뷰하노라면 대인 관계에서 비롯되는 고뇌가 많다. 이건 대개 장기화되기 때문에 그로 인한 걱정, 불안, 고민 등은 변연계에서 감지하게 되고 즉각 시상하부로 전달된다.

　여기서 처리되는 스트레스 진행 과정은 잘 알려진 대로 두 개의 루트가 있다. 첫째, 아주 급한 경우(비상시) 자율신경의 교감 흥분 → 아드레날린, 노르아드레날린 분비 → 심근 자극. 둘째, 인간관계 고민은 대체로 만성화돼 있기 때문에 HPA AXIS(시상하부-뇌하수체-부신피질)를 따라 반응이 일어난다. 어느 쪽이든 과립구 증가로 혈류 장애, 조직 파괴, 면역력 감소 등이 발생해 발암의 생태 환경을 만든다.

끝으로 고령자의 약물 복용을 언급하지 않을 수 없다. 나이가 들수록 만성병이 다양하게 오기 때문에 복용하는 약물의 종류도 많아진다. 실제로 약물이 고령자 발암 원인의 80퍼센트라는 보고도 있다. 진통제가 대표 주자로 프로스타글란딘prostaglandin 생성을 억제해 통증을 경감시키는 작용이 있는데 이게 문제다. 프로스타글란딘은 교감 긴장을 억제하는 작용이 있는데 이것이 생산되지 않으면 교감 흥분에 제동을 걸 수가 없어 과립구 증가로 활성산소 발생, 조직 파괴로 발암을 촉진한다. 고령자는 암의 진행 과정이 느리긴 하지만 치료도 만성적인 경향이 크다.

암 예방의 다음 여섯 가지 원칙은 특히 고령자가 유념해야 하는 항목들이다.

- 과로를 피하고 충분한 수면을 취한다.
- 마음의 고민을 털어버린다.
- 장 활동을 활발히 한다.
- 혈행을 좋게 한다.
- 약물 사용을 줄인다.
- 적절한 운동을 한다.

암을 야기하는 스트레스를 줄이고 대신 자기 생활을 돌보자는 이야기다. 안색이 나쁘지는 않은지, 쉽게 피로해지는지, 식욕이 없거나 잠이 안 오는 등의 증상이 있으면 자기 생활을 잘 돌보고 예방 원칙을 지키자는 것이다. 그것이 또한 암 치료의 근본 대책이기도 하다.

스트레스에 적응해 면역력을 높여라

아슬아슬한 탐정 영화나 스포츠를 관람할 때 우리는 손에 땀을 쥐고 저도 모르게 숨을 죽인다. 온몸이 긴장해 혈관이 수축, 몸이 차가워진다. 호흡이 없으니 산소 부족이 온다. 저체온, 저산소증이 온다. 해당계 우위의 암세포 분열 조건이 잘 갖춰진 생태계가 된다. 이와 같이 우리 몸은 '자율신경-백혈구-세포의 에너지 제조'라는 각각의 기능이 연동連動하면서 외부의 스트레스에 잘 대응하고 있다.

물론 탐정 영화 한 편 본다고 암에 걸리는 건 아니다. 아슬아슬한 장면이 무사히 끝나면 곧 긴장을 풀고 깊은 숨을 쉰다. 다시 몸이 따뜻해지고 산소가 풍부한 미토콘드리아계로 바뀐다. 면역력은 너무 편해도 안 된다. 얼마간의 스트레스를 받고 적당한 휴식을 반복함으로써 면역력을 튼튼히 할 수 있다. 이게 단련의 효과다. 그러나 계속 긴장이 연속되는 극단적인 상황에서는 생태 환경에 변화가 온다. 이것이 생명 조화의 법칙이다.

저체온, 저산소증이 만성화되면 몸의 피로는 물론이고 자칫 암이 시작될 수도 있다. 그렇다고 긴장도 없이 부교감 우위의 느긋한 생활만이 능사는 아니다. 실제로 암은 교감 우위에서 70퍼센트, 부교감 우위에서 30퍼센트 발생한다고 한다. 여기도 균형이 중요하다. 어느 한쪽으로 치우쳐서는 안 된다.

아이일 때는 해당계 우위의 생활이다. 아이들은 길을 가도 달리고 뛰는 순발력 위주의 해당계 우위의 생활이다. 대신 잘 피곤해진다. 나이가 들면 차츰 에너지 생산 효율이 좋은 미토콘드리아계로 바뀐다. 순발력 대신 지구력이다. 대체로 20~50대까지는 일대일 비율로

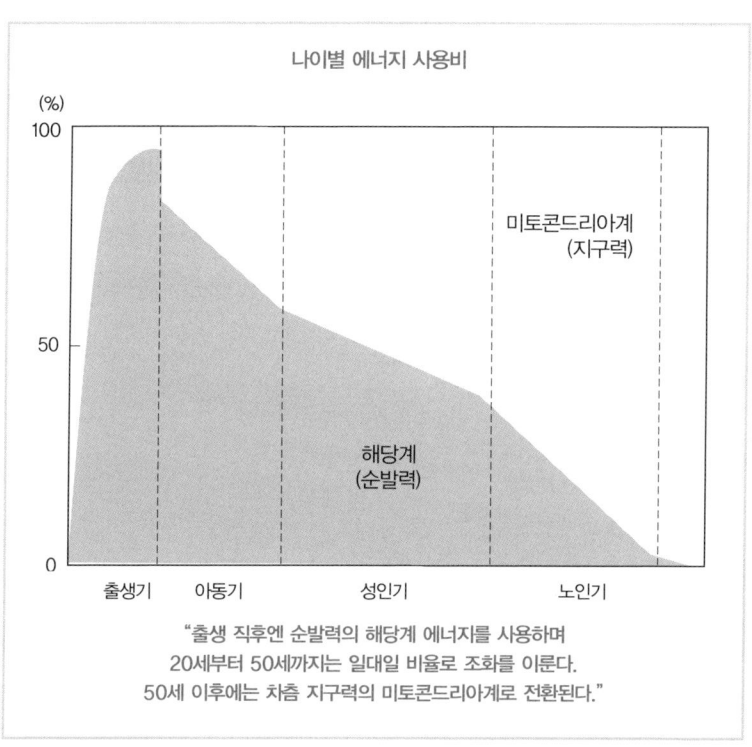

"출생 직후엔 순발력의 해당계 에너지를 사용하며
20세부터 50세까지는 일대일 비율로 조화를 이룬다.
50세 이후에는 차츰 지구력의 미토콘드리아계로 전환된다."

균형이 맞다. 그러나 나이가 더 들면 그때는 완전히 지구력의 미토콘드리아계로 전환된다. 느릿느릿한 노인이 된다.

그러다 스트레스를 받으면 놀라운 순발력이 발휘된다. 해당계로 바뀌면서 교감신경이 흥분해 아드레날린과 노르아드레날린 분비, 혈관 수축, 혈류 정지, 저체온, 저산소, 고혈당, 고혈압이 생기는 등 자율신경뿐 아니라 호르몬까지 총동원해 해당계를 활동시킬 준비를 한다. 고령임에도 불구하고 이렇게 인간의 적응 능력은 유연하고 무한하다. 야생동물은 지구력, 순발력 중 한 가지만 타고난다. 표범은 빠르지만 지구력이 없다. 말은 싸움은 못해도 지구력은 강해서 멀리 잘 달아난다. 유일하게 인간이라는 동물은 양쪽 모두를 갖고 태어났다. 나이에 따라 어느 쪽이 유리할 것인지를 판단함으로써 기막힌 적응력을 발휘한다.

성을 내도, 화를 참아도 면역력은 떨어진다

성이 나서 시상하부에 스트레스가 가해졌을 때 우리 몸에 어떤 변화가 일어나는지 살펴보자. 쉬운 예로 '성이 발끈 났다 → 이놈을 당장! → 그러나 참는다' 이런 순서를 거친다. 겉보기에는 아무 일 없이 지났지만 몸속에는 이 짧고 간단한 사건만으로 복잡한 변화가 일어난다.

즉각 교감신경이 흥분하고 아드레날린, 노르아드레날린이 분비된다. 맥박이 빨라지고 호흡이 거칠어지며 주먹을 불끈 쥔다. 고혈압, 고혈당 상태가 돼 인슐린이 분비되고 혈당을 지방산으로 바꿔 내장에 비축한다. 혈류가 정체 또는 정지되고 저체온, 저산소가 되며 적혈구가 엉겨 붙어(출혈 방지를 위해) 혈액이 찐득거린다. 또한 세균 침입에 대비해 과립구가 증가한다. 혈액은 통상 7.53~7.45 정도의 약알칼리성인데 7.35 이하로 돼 약산성으로 바뀐다. 그리고 뇌압이 상승하고 머리에 열이 올라 뇌일혈 위험이 커진다. '머리를 식혀라. 걸어라.' 그러면 혈류가 하반신으로 이동한다. '용서해라.' 마음속에 이런 일련의 심리적 반응이 복잡하게 뒤엉켜 일어난다. 용서하고 깨끗이 해결되면 서로에게 축복이다.

하지만 성난 상태가 계속 이어지면 스트레스 양상이 달라진다. HPA AXIS가 발동, 뇌하수체 호르몬-부신피질 호르몬, 코르티솔 분비가 이어진다. 성이 나는 건 어쩔 수 없다. 그러나 성을 내는 건 자기책임이다. 내고 안 내고는 스스로 조절할 수 있기 때문이다. 성을 낸다는 건 화산 폭발처럼 격렬하다. 엄청난 후폭풍도 각오해야 한다. 화를 참는 데도 이렇게 복잡한 일들이 내 몸에서 연쇄적으로 일어나는데 화가 폭발한다면 어떻게 될 것인가. 생각할수록 끔찍하다.

참는 경우에도 여기서 끝나지 않는다. 과립구 증가로 엄청난 활성산소가 분출돼 광범위한 조직 파괴가 발생하고 복원이 계속되면서 유전자변이가 일어난다. 저산소, 저체온이 암을 촉발한다. 여기에 임파구가 감소하고 기능 약화로 면역력이 현저히 떨어지면서 암세포의 박멸 작업이 효과적으로 이뤄지지 않는다. 스트레스를 받고 면역력이 약해지기까지 이렇게 복잡한 일들이 벌어진다. 면역의 이름이 왜 정신신경면역이라는 복잡하고 긴 이름이 됐는지 그 이유를 이젠 알았을 것이다.

자연면역요법

면역요법에는 다양한 요법이 있다. 가령 면역 공백기나 응급 면역 처치가 필요한 경우 면역물질이나 면역세포 등을 체외에서 증식해 다시 환자 체내로 주입하는 방법도 그중 하나다. 즉, 활성화 자기 임파구 이입, 수상세포요법, KILLER T세포요법, 면역부활요법 등이 있다. 그 임상적 효과 등은 차치하고라도 아무래도 자연면역요법이 안전하고 이상적이지 않을까 하는 생각이다. 황성주 박사는 이렇게 경고했다. "외부에서 주입하면 체내에서 면역물질을 만들어내는 기능을 저하시킬 뿐 아니라 자칫 면역 체계를 교란시켜 오히려 면역력을 저하시키는 위험까지 있을 수 있다." 자연면역으로 가야 한다는 그의 주장에 전적으로 동감이다. 자연면역의 이점은 다음과 같다.

- 몸이 직접 면역물질을 만들어내도록 유도한다. 필요한 자연 소재를 공급하는 등 생태 환경을 조성한다.

이시형 박사
면역이 암을 이긴다

- 면역을 높이는 체내 환경을 만들어준다.
- 부작용 없이 면역을 활성화한다.
- 평소의 생활을 통해 할 수 있기 때문에 평생 지속적으로 활용할 수 있다.
- 입원할 필요도 없이 일상생활을 하면서 실시할 수 있다.
- 암뿐 아니라 다른 생활습관병 예방에도 그대로 적용된다.
- 맑은 공기와 부교감 우위의 환경이면 더욱 효과적이다.

선마을, 자연치유력으로 병을 치유하고 예방하다

강원도 산골에 있는 선마을 자연의학건강 캠프는 자연면역의 좋은 예가 될 수 있다. 생활습관을 개선함으로써 자연치유력을 증강하고 병을 예방, 치유한다는 것이 설립 목적이다. 숲의 자연치유력을 활용하기 위한 목적으로 프로그램을 만들고 시설을 설립한 것으로는 전국 최초이며 민영 산림 치유 제1호로 지정돼 있다.

여기는 현대 의료 시설이라곤 없으며 휴대폰도 안 터지고 TV, 인터넷, 라디오, 에어컨, 냉장고도 없다. 과학 문명을 가급적 멀리하고 자연대로 살자는 게 취지다. 우리는 과학 문명 중독증에 빠져 있다. 알다시피 과학은 편리함, 쾌적함, 효율성을 추구하는 문명이다. 살기엔 참 편하고 좋다. 문제는 이게 양날의 칼이라는 사실이다. 자동차가 생활화되면서 교통 공해, 매연, 사고뿐 아니라 다리가 약해졌다.

선마을은 문명에 대한 반발 운동이다.

우리가 공기 맑고 골이 깊은 산골에 터를 잡은 이유도 이런 편리한 도시 환경이 우리 면역 체계를 약화시키고 있다는 인식 때문이다. 캠프는 250고지 비탈길에 있으며 일부러 생활하기 불편하도록 설계했다. 겨울엔 춥고 여름에 덥다. 계절은 계절답게 살자는 취지다. 우리는 지금 계절을 거꾸로 살고 있다. 여름에는 에어컨으로 겨울처럼, 겨울은 히터로 여름처럼 지내고 있다. 이건 대자연의 섭리에 반하는 일이다. 이런 편리한 인공적인 생활문화가 자연면역력을 저하시키고 있다.

캠프에서는 하루의 생활 리듬을 중시하고 인류가 타고난 자연 리듬에 따라 생활하자는 운동을 전개한다. 한마디로 자연적인 생활로 돌아가자는 취지다. 우리는 1960~1970년대 산업화, 도시화와 함께 자연을 떠났다. 그러면서 인간은 불행해지고 건강에 문제가 생기기 시작했다.

자연치유력의 중요성을 이야기하려다 선마을 이야기가 너무 길어진 것 같다. '이 세상 어느 곳에 이런 곳이 있었으면' 하는 현대 도시인의 바람을 담아 설립, 운영되고 있는 취지가 이해됐으면 좋겠다.

때론 우리의 생활 전부가 면역요법의 대상이다. 우리가 무심코 하는 작은 생활습관 하나가 면역을 약화시키기도 하고 증강시키기도 한다. 생활습관을 개선함으로써 자연치유력을 증강해 병을 예방하고 치유할 수 있다.

이시형 박사
면역이 암을 이긴다

10

면역력을 높이기 위한
실천 노트

면역력을 높이기 위한 실천 노트

 여기까지 읽은 독자라면 면역과 암에 대해 꽤 이해했을 것이다. 난해한 부분이 있긴 했지만 인내심을 갖고 함께 와주어 고맙다. 이제 면역력 증강을 위해, 그리고 암에 대해 어떻게 해야 할 것인지 개략적인 대책이 머릿속에 그려졌을 것이라 믿는다.
 이 장은 구체적인 실천 노트다. 왜 그렇게 해야 하는지에 대한 논의보다 구체적으로 무엇을 어떻게 할 것인가를 간단명료하게 기술하고자 한다. 우리가 살고 있는 생활환경이나 생활습관 전반이 대상이며 그중에서도 면역력과 직결되는 항목을 중심으로 기술할 것이다.

생활환경

사라진 관악산

1990년대 초반으로 기억된다. 신라호텔 27층 아침 조찬회. 제일 남쪽 끝 방이라 전망이 좋았다. 오른편으로 남산이 보이고 타워호텔 너머 한남대교 저 멀리 시선을 옮기다 깜짝 놀랐다.

"아니, 저기 웬 산이야? 저게 무슨 산이죠?"

"관악산입니다."

직원은 아무렇지 않게 대답했다. 아니 어떻게 저 산을 못 보고 모른 채 살았을까? 서울에 몇십 년을 살면서.

관악 캠퍼스에서 강의도 하고 그 산을 오르기도 했지만 여기서 관악산이 보일 것이라는 생각을 해본 적도 없고 또 그 산을 본 적도 없었다.

회의가 시작됐다. 아침이 열리자 창밖으로 차들이 움직이기 시작했다. 한데 어느 순간 하얀 띠가 장막처럼 산의 아래에서부터 쳐지기 시작했다. 매연이 그려내는 죽음의 띠라는 생각이 들었다. 회의를 중단하고 동료들에게 저걸 좀 보라고 했다. 모두 깜짝 놀랐다. 관악산 허리까지 그 죽음의 띠가 일직선으로 떠오르기 시작했다. 점점 올라가더니 이윽고 관악산은 우리 시야에서 사라져버렸다.

"아! 저게 공해구나!" 모두들 깊은 탄식을 토해냈다. 우리는 그날 아침 '자살과 도심 환경'이라는 주제로 토론하고 있었다. 참으로 기분 나쁜 아침이었다. 아까 그 신선하고 맑은 기운이 사라지고 '아! 우리가 이 속에서 숨을 쉬고 살고 있구나' 하는 생각이 들었다. 서서히 죽음으로 향해 가는 듯 참으로 음산하고 침울한 아침이었다. 저 속에서 숨을 쉬고 있다는 게 참으로 신기하다.

긴장과 스트레스의 반복, 도시환경

우리는 지금 도시환경이 만들어내는 여러 가지 공해 및 공해물질로 서서히 병들고 있다. 근대 과학 문명의 상징인 도시는 편리함과 쾌적함, 효율성을 추구한다. 살기는 참 편하고 좋다. 그리고 잘살게 됐다. 문화적 혜택 속에 참으로 풍요로운 생활이다. 고맙다. 하지만 이것들은 양날의 칼이다. 과학 문명과 도시 문화가 빚어내는 공해는 가히 살인적이다. 멀쩡한 관악산을 마치 마술처럼 사라지게 하는 참으로 무서운 공포의 대상이다.

도심에서의 생활은 어느 한순간 긴장의 끈을 늦출 수 없다. 집을 나서면 없는 사이 도둑 걱정을 한다. 가스 밸브는 확실히 잠갔는지 계속 집에 마음이 쓰인다. 그런가 하면 당장 눈앞의 교통사고도 조심해야 한다. 버스를 타면 소매치기 걱정을 하고 여기저기서 울려대는 경적과 생활 소음에 귀를 막아야 한다. 매연에 코를 막고 황사에 입을 막는 등 마치 전장의 병사 같다. 물건을 사도 가짜가 아닌지, 유통기한이 지난 것은 아닌지 걱정한다. 승강기를 타도 중간에 덜컹 서는 건 아닌지, 어느 하나 안심이 안 된다.

그래도 참 인간은 위대하구나 생각하게 된다. 이런 악조건 속에서도 사람들은 건강하게 잘살고 있다. 웃고 떠들고 행복하다는 사람도 많다. 그리고 건강하다(겉보기엔). 정신과 의사의 눈에는 그저 신기하고 고맙다. 인간의 위대한 적응 능력에, 작고 큰 재난과 재앙에도 쉽게 원상 회복하는 회복력에도 감사한다.

하지만 외견상 그렇다는 이야기다. 우리의 뇌 속에는 엄청난 변화가 일어나고 있다. 가령 멀리서 울리는 자동차 경적 소리는 거의 의식도 않고 지나치지만 실제 우리 뇌는 예민하게 반응하고 있다. 일종의 비상이다. 이게 스트레스다. 스트레스를 받으면 우리의 뇌와 몸에 어떤 변화가 일어나는지는 여러 차례 설명했다.

일상 속 무심코 지나치는 일에도 우리 뇌는 민감하게 반응하고 그것은 곧 스트레스로 연결된다. 이런 상태가 1년, 2년, 수년간 계속된다고 해보라. 뇌와 몸에 서서히 균형이 깨지기 시작한다. 끝내 암으로까지 발전될 수도 있다. 물론 여기에는 개인차가 많다. 이런 도심 속 생활 스트레스를 거뜬히 잘 소화하고 처리하는 사람도 많다. 그러나 불행히도 취약한 사람이 더 많다. 자연치유를 위한 선마을이 숲속 깊이 자리 잡은 이유를 이제는 알 수 있을 것이다. 내 뇌리 속에는 그날 아침 관악산이 사라지던 모습이 지금도 생생하다.

뚜렷한 이유 없이 온몸이 피곤하다. 머리가 잘 돌아가지 않는다. 잔잔한 염증을 비롯해 잔병이 나기 시작한다. 물론 병원에 갈 정도는 아니다. 밥맛도 없고 의욕이 떨어진다. 전형적인 만성피로증이 온다. 뇌과학적으로 이건 비상사태다! 시상하부 자율신경의 균형이 무너지고 뇌 속 신경전달물질의 활성도가 떨어지다 끝내 고갈 상태가 된다. 내분비대사기관에도 이상이 온다. 신진대사, 즉 소화능력이 떨어지고 여성들은 생리 불순과 피부 트러블이 온다. 이게 뇌 피로다. 한마디로 뇌가 피로한 상태다. 이 정도면 뇌 피로 2기로 진단된다. 이런 상태가 계속 방치되면 면역력 저하로 결국 암에 이른다.

치료는 숲이다. 그리고 필요에 따라서 뇌신경 영양제를 공급할 수도 있다.

자연결핍증후군

요즘 북미에서 화제가 되고 있는 게 자연결핍장애다. 2005년 미국의 아동교육 전문가 리처드 루브Richard Louv가 쓴 《자연에서 멀어진 아이들》이라는 저술이 큰 화제가 되면서 그 심각성이 의료계에도 알려졌다.

아이들에게 나타나는 대표적 증상은 집중력이 부족하고 차분하지 못하며, 배려심이 없고 친구와 놀지 못하는 것 등이다. 이런 증상들은 ADHD(주의력결핍과잉행동장애) 그대로다. 도심의 콘크리트 벽에 갇혀 자란 아이들은 마음껏 자연 속에서 뛰노는 아이들과는 질적으로 다르다. 히포크라테스도 "인간은 자연과 멀어질수록 병과 가까워진다"고 경고한 바 있다.

어른에게도 자연결핍의 대표적인 증상은 피로, 무기력, 불면으로서 이는 우울 증상 그대로다. 그렇다고 당장 산으로 들어갈 수도 없다. 도심에 살면서 자연 부족을 최소한으로 할 수 있는 방법은 없을까? 우선 자신의 생활을 잘 둘러보고 다음과 같은 사항을 의식적으로 실천하도록 한다. 아래의 내용은 리처드 루브의 자연결핍 문항을 요약한 것이다.

- 일출과 일몰을 의식화하고 생활한다(해가 뜨면 일하고 지면 잔다).
- 목재 등 자연 소재로 된 주택에 산다.
- 자연의 소리를 들을 수 있는 고요한 환경을 지향한다.
- 자연의 향을 실감할 수 있는 환경에서 활동한다.
- 면, 마 등 자연 소재의 옷을 입는다.
- 휴대전화, 컴퓨터 사용을 절제한다.
- 장시간의 차 운전이나 통근을 하지 않는다.
- 주로 자연식을 하며 화학약품을 섭취하지 않는다.
- 음료수는 자연수나 유기농 재배로 만든 것을 마신다.
- 전기담요나 전자레인지 등 전기제품은 쓰지 않는다.
- 일상적으로 삼림욕, 일광욕을 한다.
- 화학약품을 뿌리거나 흡입하지 않는다.

- 하루 중 한 번 흙이나 모래 잔디를 걷는다.
- 사계절을 의식한 식사, 행동을 한다.

이걸 다 지켜내고 실천하기란 쉽지 않다. 하지만 의식적으로 노력하면 산에 살지 않고도 도심에서 자연결핍으로 인한 폐해를 줄일 수 있다.

자연이 주는 치유력

SBS에서 자연치유력과 관련해 상당 기간 연구 조사한 결과를 《산에서 암을 이긴 사람들》이라는 제목으로 출간했다. 고맙게도 내가 감수를 맡아 몇 번 읽어보면서 배울 점이 참 많았다. 놀랐던 건 사형선고를 받고 죽으러 산에 들어간 사람들이 기적적으로 완치, 생환한 스토리는 참으로 감동적이었다.

  무엇이 이런 기적 같은 이야기를 가능하게 만들었을까? SBS팀은 크게 세 가지 요인으로 정리했는데, 환경, 운동, 정신이었다. 물론 이것만은 아닐 것이다. 정신신경면역의 입장에서 '산과 암'의 관계는 참으로 중요하고도 많은 시사점을 제공한다.

체념의 정신기제

더 이상 할 수 있는 일이 없다. 이젠 산이다. 세상만사, 욕심 다 떨쳐

버리고 산으로 자연으로 돌아간다. 그리고 모든 걸 대자연의 위대한 힘에 맡긴다. 이런 정신적 체념의 기제가 아등바등 살아가는 도심의 생활을 청산하는 담담한 심경이 된다. 이게 체념이다. 체념은 단념과는 다르다. 인생을 포기한다는 뜻이 아니다. 다만 도심에 매인 세상만사, 세속적인 욕심을 떨쳐버린다는 게 체념이다. 그리고 이젠 자연에 순순히 자기를 맡기는 심경이 될 때 그간 뇌를 억죄던 세속적인 스트레스로부터 해방된다.

맑은 환경

모든 것에서 해방된 맑은 마음으로 산의 맑은 환경을 만나보자. 심신이 함께 청명해진다. 아름다운 경관들, 보이는 게 푸름이다. 은은한 향기, 산 소리, 바람 소리, 여울물 소리, 맑은 공기, 피톤치드와 테르펜terpene, 음이온, 맑고 짙은 산소…. 마음이 그지없이 편안해진다. 숲속에 얼마간 있는 것만으로 항암세포인 T세포, NK세포가 활성화되고 증가한다는 많은 의학 보고가 있다.

면역 밥상

산에서 혼자 차려 먹는 밥상이 화려할 수 없다. 그래서 좋다. 작은 텃밭에서 손수 기른 채소뿐 아니라 온 산이 자연 슈퍼마켓이다. 산에서 사노라면 절로 산채나물의 박사가 된다. 산사람들 이야기로는 눈만 밝으면 자연산 먹거리가 지천에 널려 있다고 한다. 그것도 공짜로 말이다. 신선한 먹거리를 제철에 먹는 것 자체가 면역 밥상이다. 자기도 모르게 절로 손이 가는 발암 밥상이니 도심의 식생활과는 질적으로 다르다. 산에서 나는 먹거리는 완전 유기농 무공해다.

적절한 운동

3대 요법을 마칠 즈음 환자들은 체력이 극도로 쇠약해진다. 따라서 자기도 모르게 게을러진다. 환자 노릇이 절로 몸에 밴다. 운동 부족은 암과의 싸움에서 참으로 걱정스러운 부분이다. 하지만 산에 오면 걱정 없다. 산에서는 운동을 따로 할 것도 없다. 절로 운동을 하게 돼 있다. 산에서는 편히 있을 수 없다. 텃밭 가꿔야지, 산에 올라 도라지도 캐야지, 밥도 해야지, 군불 때야지, 편히 있고 싶어도 그렇게 되지 않는다. 산은 비탈길이라 숨이 가쁘긴 하지만 이것도 좋은 운동이요, 청량제다. 환자들은 자기가 알아서 컨디션에 맞게 적절히 한다.

 산 생활 자체가 신체 운동을 활성화함으로써 신진대사 촉진은 물론이고 온몸에서 활동성 호르몬을 분비하게 해 면역력을 증강시킨다. 운동량이나 운동의 강도는 환자 개인에 따라 다르겠지만 어쨌거나 너무 편하면 면역력에 전혀 도움이 안 된다. 운동을 안 하는 건 동물의 본성에 어긋나는 일이다. 동물은 적당한 운동을 하고 피곤해지고 휴식하는 등 운동과 휴식이 적절한 균형을 이룰 때 면역력이 강화된다.

이시형 박사
면역이 암을 이긴다

자기 컨디션에 맞게 운동을 하되 어느 순간 피로가 느껴지고 그만두었으면 싶을 때 조금만 참고 더한다. 물론 이건 환자에겐 스트레스다. 하지만 이런 힘든 순간을 경험해야 단련의 효과가 있고 몸의 저항력과 면역력이 튼튼해진다. 최근 시중에는 자기 컨디션의 한계점을 알려주고 또 얼마간의 힘든 단련 시간을 갖게 하며 그만하라는 신호를 주는 편리한 운동 시계가 나와 있다. 이때 운동 전문가의 정밀한 진단과 처방이 필요하다. 운동의 원칙은 너무 편해도, 너무 힘들어도 안 된다. 짧아도 충분한 단련 시간을 가져야 효과가 있다.

계절다운 계절

도심의 생활은 계절을 거꾸로 살게 된다. 여름엔 에어컨으로 겨울처럼, 겨울은 히터로 여름처럼 생활한다. 이건 대자연의 순환 원리에 반하는, 참으로 위험한 일이다. 불행히도 도시에 사는 한 이런 생활에서 나 혼자 벗어날 수 없다.

계절은 계절답게 지내야 면역력이 강해지고 튼튼해진다. 겨울은 겨울답게 여름은 여름답게. 우리의 조상은 수백만 년 동안 그렇게 살아왔다. 그래서 그 혹독한 생활환경을 이겨내고 오늘까지 버텨왔다. 인류는 추위와 굶주림과의 전쟁이었다. 웬만한 정도라면 이겨낼 수 있게 돼 있다. 소식다동이 건강장수의 비결이다.

다행히 산 생활은 계절의 아취를 맛보고 즐길 수 있다. 우선 여름에는 에어컨이 필요 없다. 겨울은 힘들고 눈 속에 묻힐 때도 있지만 흙집에 군불 때며 눈 내리는 산야를 바라보는 그 깊은 맛은 도시인이 알 길이 없다.

혼자만의 시간

'처음 얼마는 외롭고 쓸쓸했다. 가족의 발길마저 뜸해지니까 서운한 마음도 들었다. 하지만 첫해 가을밤, 달이 몹시도 밝았다. 낙엽 한두 잎이 마당에 떨어졌다. 갑자기 눈물이 쏟아지기 시작했다. 주체할 수 없었다. 한참을 울었던가 보다. 겨우 진정을 하고 생각하니 좀 어이가 없었다. 왜 울었을까? 자신에게 물어는 봤지만 대답은 한참 전부터 있었다. 그게 오늘 밤 봇물 터지듯 한 것이다. 한마디로 인생무상이었다. 도대체 무엇을 위해 그렇게 아등바등 살았을까. 그리고 얻은 게 뭐냐. 남은 게 뭐냐. 상장회사, 대궐 같은 집…. 그게 다 무슨 소용이랴. 이 깊은 산골 단칸 오두막에서 달이 저렇게 밝은데 누구랑 술잔을 나눌 것이며 시를 읊을 것인가. 시한부 6개월은 넘겼다지만 또 다음은 뭔가. 그래, 주어진 순간순간을 감사히 여기며 사는 거다.'

이게 고독력이다. 혼자 있을 수 있는 힘이다. 혼자여서 외로운 게 아니라 혼자이기에 더욱 창조적이고 전향적인 시간이 된다.

이시형 박사
면역이 암을 이긴다

자연으로 돌아가기

나도 긴 시간은 아니지만 봉평 허브나라나 홍천 선마을 등 자연 속에 묻혀 혼자 지내는 시간이 적지 않다. 그리고 집필 여행을 떠나도 단연 숲속을 택한다. 글이 절로 된다. 무엇보다 마음이 편안하다. 인간은 원초적으로 자연에의 회귀 본성이 있다. 큰 나무 아래 앉으면 그 거대한 기운이 절로 느껴진다. 흙에 풀썩 주저앉으면 엄마 품에 안기듯 편안하고 부드럽다.

뇌과학에서는 이를 변연계공명limbic resonance이라는 아름다운 이름으로 부르고 있다. 인간의 감성뇌 변연계와 대지 사이에 공명이 일어난 것이다. 태곳적 조상들이 했던 체험이 되살아난 순간이다. 이를 원原 체험 또는 순수 체험이라고 부른다. 이 순간 우리의 뇌파는 편안한 알파파가 되고 평화와 쾌적의 호르몬 세로토닌이 분비된다. 긴장, 스트레스, 피로에 지친 시상하부에 좋은 휴식을 가져다준다. 면역 활성에 이보다 좋은 자극이 또 있을까.

충남대학교 이계호 교수에 따르면 우리 몸의 뼈 성분은 과학적으로 흙의 주요 성분과 완벽하게 일치하고 우리 몸의 액체 성분은 바다 성분과 화학적으로 똑같다고 한다. 고로 사람은 자연의 한 부분이며 자연의 법칙에 어긋나서는 살 수 없는 존재다. 자연의 흙과 물로부터 영양분을 공급받아야 하고 되도록 자연스럽게 살아야 한다. 건강상의 많은 문제는 자연의 법칙에 거슬러서 살기 때문에 생긴다.

현대인에게 자연에의 강한 회귀 본성이 발동하는 건 지극히 자연스러운 반응이다. 느긋이 자연 속에서 지내노라면 다람쥐, 새 같은 짐승은 물론이고 말 없는 나무와도 친해지고 대화도 가능하다. 심지어 무뚝뚝한 바위와도 교감이 이뤄진다는 게 참으로 신기하다. 그지없이 마음이 편안하다. 자연은 자연만이 치유한다. 인간도 자연의 일부라는 걸 생각할 때, 자연 속에서 자연과의 교감이 이뤄질 때 치유가 일어난다.

명상의 시간

산에는 급한 일이 없다. 산사람들처럼 도심의 조급증에 쫓기지 않는 것만으로 축복이다. 산에 사노라면 마치 시간이 정지된 듯한 느낌을 가질 때가 더러 있다. 모든 게 천천히 흘러간다. 오늘 못 하면 내일 하면 된다. 시계를 볼 일이 없다. 모든 건 자기 페이스에 맞춰 돌아간다. 시간에 쫓기는 일만큼 강한 스트레스도 없다. 초를 다투는 방송국, 기차, 비행기 이런 것들이 우리 신경을 극도로 긴장시키는 큰 스트레스 요인이다.

 산에서는 굳이 명상을 하지 않아도 모든 게 명상적 분위기다. 시냇물에 세수하고 멍하니 하늘을 쳐다보는 일, 다람쥐가 나무 타는 걸 물끄러미 바라보는 일, 꽃 한 잎 한 잎이 산들바람에 조용히 떨어지는 일, 어느 한순간도 명상이 안 될 수 없다. 호흡을 다듬고 잠시 바위 끝에 앉는 순간 모든 게 그지없이 평화롭고 고맙다. 천상천하 유아독존의 경지에 든다. 이 이상 무얼 더 바라랴.

이시형 박사
면역이 암을 이긴다

호흡법은 여러 가지를 추천하는데 원칙은 '아랫배로 천천히' 다. 그러면 절로 내쉬는 호기가 들이마시는 흡기에 비해 길어진다. 내쉴 때는 입으로 가늘게 길게 아랫배가 등에 붙도록, 내 몸에 모든 찌꺼기를 불어낸다. 들이마실 때는 코로 배 가득 맑은 우주의 기운을 들이마셔 내 몸의 지친 세포 하나하나에 신선한 활력을 불어 넣는다. 들이마실 때는 교감, 내쉴 때는 편안한 부교감으로 된다. 자율신경을 조율할 수 있는 유일한 길이 호흡 조절이다.

명상의 치유 효과에 대한 수많은 의학 보고가 나와 있다. 면역력 증강에서 암의 치료 효과까지, 이제 명상은 현대인에게 빼놓을 수 없는 일상이 되었다.

산림 치유의 시대

2000년 후반 선마을 자연의학 캠프가 개설, 운영될 즈음 2007년 산림 치유 포럼이 세계 처음으로 설립됐다. 많은 회원들이 적극적으로 참여했고 학술 활동, 국제학술대회 개최 등 산림 치유에 대한 일반인의 의식을 제고하는 데 크게 기여했다. 그 공로를 인정받아 초대 회장인 내가 영광스럽게도 대통령표창을 받았고, 얼마 지나지 않아 부회장이던 충북대학교 신원섭 교수가 산림청장으로 발탁되는 등 활발한 활동을 펼쳤다. 산림청에서도 휴양림 조성에서 치유의 숲 조성에 박차를 가하고 있다. 내가 운영하는 선마을이 민영 산림 치유 제1호로 선정되는 등 행정적, 학술적으로 괄목할 만한 발전을 보이고 있다.

산림 치유에 일찍 눈을 뜬 나라는 독일과 북유럽이다. 독일에서는 3년에 한 번 13일간 숲 요양을 받도록 법으로 의무화하고 있다. 일본에서도 숲 치유를 국가적 보건사업의 일환으로 격상시켜 치유의 숲 국가인증제도를 실시하고 있다. 선진국에서는 이런 예방적 치유에 대해 보험을 적용하는 등 적극 권장한다. 우리도 머지않아 그런 날이 오리라 믿는다.

우리 한국도 이제 본격적인 산림 치유의 시대가 오고 있다. 수려한 경관, 풍부한 산림 자원의 부국으로선 당연한 추세다. 최근 붐이 일어난 산속 펜션을 비롯해 개인 전원주택도 이런 붐을 반영하고 있다. 그러나 이런 시설들은 접근성을 좋게 하려다 보니 큰길가에서 멀지 않은 곳에 지어지고 있다. 복잡한 도심보다야 낫겠지만 우리가 생각하는 숲속 힐링에는 부족한 것 같다. 실제로 깊은 숲속에 들어가 보라. 착 가라앉은 무거운 기운, 맑은 공기, 기온, 습도, 은은한 향기, 짙은 산소 등 산자락에 자리한 집들과는 차원이 다르다는 것을 느낄 수 있다.

치유가 목적이라면 좀 더 깊은 곳을 찾는 게 좋다. 다만 몇 가지 주의할 점이 있다. 너무 깊이 들어가면 응급 상황이 발생할 경우 문제가 될 수 있다. 건강에 자만은 금물이다. 지금은 요양 중이라는 사실을 잊지 말아야 한다.

이시형 박사
면역이 암을 이긴다

앞에서 혼자 지내는 생활을 지나치게 미화한 것이 아닌가 하는 생각이 든다. 그러나 가족은 물론 환우도 좋고 산을 찾는 사람, 아랫마을 사람들과의 교류도 반드시 필요하다. 그래도 산중 생활은 혼자 보내는 시간이 많다. 외딴집에 혼자 사는 것도 이런 의미에서 생각해볼 문제다. 몇 집이 한데 어울려 살아도 산중 생활의 진가를 맛보기엔 문제가 없다. 이웃이 있다는 것만으로 든든하다. 이젠 맹수는 사라졌지만 요즘 세상에 별별 사람이 많으니 하는 소리다. 그리고 틈이 나면 좀 더 깊은 산속으로 들어가 삼림욕에 젖어보길 권하고 싶다. 작은 폭포라도 있으면 근처에 물이 떨어지며 기화하는 과정에서 많은 음이온이 발생한다.

환자들 이야기로는 어디든 얼마간 살아보는 게 좋다고 한다. 덜렁 장기계약을 해놓으면 중간에 마음에 안 들어도 바꾸기가 쉽지 않다. 요즘은 산속 요양원, 기도원 등 유사시설이 많은데 프로그램 내용을 자세히 살펴보고 실제 운영 실태를 체험해본 뒤 자신의 치유에 도움이 될 것인지 잘 판단해야 한다.

생활습관

하루의 작은 생활습관들이 장기간에 걸쳐 모여 병을 만들기도, 약을 만들기도 한다. 건강에 바람직한 생활습관들은 우리 모두가 알고 있다. 하지만 구체적으로 어떻게 해야 하는지는 잘 모르고 있다. 여기서는 선마을에서 실시하고 있는 프로그램을 면역 측면에서 더 강화한 생활습관 개선 방법을 소개한다.

최근 유전학에 따르면 우리가 일상에서 하는 모든 말이나 행동 하나하나는 뇌에는 물론이고 온몸의 세포에 기록되며 세포는 그에 따라 적절한 반응을 한다고 알려져 있다. 순전히 유전으로 인한 질병은 전체 질환의 5퍼센트에 불과하고 나머지는 여러 가지 복잡한 요인들로 인해 발병한다. 그중 제일 중요한 요인으로는 '생활습관과 생활환경'이라고 많은 학자들이 지적하고 있다.

여러 차례 말하지만 사람들은 사람마다 다르다. 여기 기술된 습관이 모든 사람에게 좋을 수는 없다. 해보고 정 맞지 않으면 그만두고 그리 힘든 일이 아니라면 계속하면 된다. 놀랍게도 선마을은 82퍼센트의 사람들이 여기서 배운 생활 지침을 잘 따르고 있다. 실제로 해보면 그리 힘든 일도 아니다. "스스로 하지 못하는 일을 환자에게 강요하지 마라." 의과대학 강의 시간에 내가 강조하는 말이다.

여기서는 실천 요강만을 간단히 기술한다. 왜 그래야 하는지에 대한 의학적 설명은 졸저 《이시형처럼 살아라》를 참고하기 바란다.

생활 리듬

6시 전 기상하고 11시 전 취침한다. 늦잠은 스트레스, 비만, 면역력 저하를 부른다. 성장 호르몬 분비 시간은 밤 10시에서 새벽 2시 사이다. 이때 피로 회복, 지방 분해, 피부대사가 이루어지며 T세포, NK세포, 매크로파지 등 면역세포가 증가한다. 만일 수면이 부족하다 싶으면 점심 후 15~20분간 낮잠을 잔다. 체내 시계, 즉 1일 주기 리듬 circadian에 따라 생활함으로써 체온, 장운동, '세로토닌-멜라토닌' 주기 등 각성 호르몬의 연관, 리듬 조정을 한다.

다음은 '일찍 일어나는 새'가 면역에 좋은 이유다.

- 하루를 여유롭게 시작해 부교감 우위의 생활을 한다.
- 새벽 5시경이면 활동성 호르몬이 기능하기 시작해 교감신경을 적당히 긴장시킨다.
- 아침의 신선한 공기와 태양, 가벼운 운동은 세로토닌을 활성화한다.
- 출근 러시를 피하고 자기계발 시간을 가질 수 있다.
- 자율신경, 1일 주기 리듬에 따라 시소처럼 움직여 균형을 잡을 수 있다.
- 아침 1시간의 마술을 맛볼 수 있다. 하루 2시간으로 할 수 있는 일은 1년에 책 150권, 자격증 2개다.
- 수면 호르몬 멜라토닌이 면역세포를 활성화한다.
- 늦게 자더라도 기상 시간을 일정하게 유지한다.
- 수면제 과다 사용을 줄일 수 있다.

식사

말 그대로 '건강하게' 먹는다. 절제된 음주와 금연도 기본이다. 맥거번 보고서는 미 의회에서 1977년 보고된 식생활 개선책이다. 미국인의 식생활 중 가장 큰 문제는 동물성 지방과 설탕, 소금의 과잉 섭취였다. 그리고 비타민, 미네랄, 식물섬유가 부족했다. 그 후 미국인의 식탁이 바뀌면서 1993~2002년 사이 암 사망률이 1.1퍼센트 감소했는데 그 내용을 살펴보면 놀라운 사실을 발견할 수 있다. 개선된 미국인의 식탁은 바로 한국의 전통식이었다!

- 골고루, 천천히 씹고 즐겁게 먹는다.
- 발효 식품과 채식이 많은 소박한 한국의 전통식을 세 끼 규칙적으로 먹는다. 이것이 최고의 건강식이다.
- 자극적인 것, 짜고 달고 매운 것을 줄인다.
- 과격한 다이어트, 비만은 금물. 어느 쪽도 스트레스다.
- 발효 식품(김치, 된장, 간장), 식물성 유산균, 식물섬유, 저칼로리, 저지방을 섭취한다.
- 장내 유익균을 위해 장까지 도달할 수 있는 유산균을 섭취한다.
- 식물섬유를 많이 먹는다.
- 육류, 우유, 계란, 어류 등을 적당히 먹는다. 몸은 단백질과 지질로 구성된다.
- 탄 고기, 산화 식품, 첨가제 등을 피한다.

- 과식은 활성산소 발생 1위임을 잊지 마라.
- 파이토케미컬이 함유된 녹황색 채소를 먹는다. 이는 체내 독소 배출, 항산화 작용, 암 억제 효소 활성화, 암세포 사멸 유도 등의 기능을 한다.
- 균형 잡힌 자연식으로 유전자변이를 복구하고 암 발생을 차단한다. 저칼로리, 고효율의 면역 밥상을 권한다.
- 프로바이오틱스(유산균, 비피더스균), 듀오락 케어를 섭취하고 유익균을 키우는 물질 프리바이오틱스(올리고당, 수용성 식물섬유)를 섭취한다.
- 자연과 가까이 생활한다. 자연 속에서 재배된 식물을 먹는다. 제철 식품, 신선한 유기농 식품, 저공해 식품을 섭취한다.
- 일본 국립암센터의 쓰가네 쇼이치로津金昌一郎에 따르면 현 시점에서 식사로 암을 예방하거나 치유할 수 있는 것은 없다. 단, 도움이 된다.
- 장을 튼튼하게 하는 영양소 및 식품을 먹는다. 일상에서 먹는 음식에도 함유돼 있지만 기회가 되면 반드시 섭취하도록 한다.
  - 올레인산: 장을 자극, 배변 촉진, 항산화 작용
  - 올리고당: 비피더스균 증가
  - 마그네슘: 변을 부드럽게 만든다.
  - 비타민C: 장운동 촉진, 항산화 작용
  - 글루타민 함유 식품인 날고기류(어류) 및 육류, 날계란, 발아대맥(보리)은 장 전체 면역력을 높인다.
  - 초유: 면역물질이 제일 많이 함유돼 있다.
  - 콜라겐, 태반: 혈관의 탄력과 면역을 증강시킨다.

- 면역세포를 구성하는 단백질, 셀레늄, 아연, 비타민, 불포화 지방산, 오메가3
- 좋은 물은 면역 강화제로 혈액에 산소를 공급하고 독소를 배출하며 림프액의 흐름을 원활하게 한다.
- 녹차 속의 카페인은 항산화 작용과 돌연변이 억제 작용을 한다.
- 미국 국립암연구센터는 암에 좋은 음식 피라미드에서 마늘을 최고로 꼽았다 (양배추, 대두, 생강, 당근, 샐러리 등도 일급).
- 면역 활성화를 위해 항암 효과가 입증된 영양물질과 생리활성물질(비타민 E, 파이토케미컬, 사포닌, 베타글루칸, 오메가3)을 섭취한다.
- 사과와 당근 주스는 장내세균의 균형을 이루게 해서 디톡스 효과가 있고 면역력을 높인다.
- 자연면역력을 높이는 장내세균, 효소, 균류 속의 베타글루칸, 파이토케미컬, 프로폴리스를 섭취한다.
- 닭가슴살 반쪽 섭취, 뇌 피로 회복 기능을 도와주는 이미다졸, 펩타이드가 들어 있다.

운동

스트레칭, 근육 단련 운동, 유산소 운동을 균형 있게 한다. 스트레칭은 긴장을 풀고 몸 상태를 정비하는 것이고, 근육 단련은 근력과 지구력을 키우는 운동이다. 암은 오래간다. 아프다는 이유로 게을리 하면 안 된다. 스쿼팅, 팔굽혀펴기는 근육 단련 운동이다. 유산소 운동은 역시 걷는 게 최고다. 공기가 맑은 곳으로 새벽 일찍 가도록 하자.

- 단련형보다 재미있는 레저형 운동을 한다.
- 몸에 무리가 가지 않도록 적절하게 한다. 다만 단련을 위해 약간은 무리를 하는 게 좋다. 적당한 휴식은 면역력 증가를 부른다.
- 생활 자체가 운동이 되도록 한다.
  - 아침 기상 운동 15분
  - 조깅 5분 2회. 조깅하되 걷는 스피드로
  - 허리 돌리기 좌우 10회, 하루 3번
  - 지하철 한 정거장 더 가서 타기 또는 한 정거장 앞에서 내리기
  - 지하철 서서 가기 30분(2회)
  - 계단 오르기 5개 층(100계단), 신나면 두 계단씩 오르기
  - 점심 식사 15분 거리, 왕복 30분
  - 언제나 자세를 반듯하게 한다. 배를 안으로 밀어 넣고 앉기
  - 주차를 멀리 하기
  - 취침 전 운동 15분

스트레스를 해소하기 위한 운동은 상쾌한 피로를 가져온다. 다음은 운동이 가져오는 효과다.

- 온몸이 활성화된다(활성 호르몬 분비).
- 장운동이 활발해진다(소화, 흡수, 배설).
- 혈액순환이 활성화된다(말초에 산소와 영양 공급).
- 체온 상승과 근육 단련 효과가 있다.
- 의욕과 활력을 촉진한다(세로토닌, 도파민, 노르아드레날린의 균형).

체온

서양의학에서는 체온을 그리 중시하지 않는다. 하지만 체온은 암이나 면역의 마커marker로 간단히 추정해볼 수 있는 유용한 도구다. 저산소, 저체온이 암의 특징적 소견이며 이게 암의 유발인자라고 하는 학자도 많다. 체온이 1도 떨어지면 면역력 30퍼센트, 대사력 12퍼센트가 떨어진다는 보고가 많이 나와 있다. 면역을 논하면서 체온을 빼놓을 수 없는 이유다. 요즘은 여름 냉방병으로 인해 오히려 여름철에 체온 저하가 발생하고 상태가 심각하다. 여름철 무서운 레지오넬라 균도 에어컨에서 발생한다.

체온을 올리려면 다음과 같이 하라.

- 운동량을 늘려라. 근육을 써야 열이 생산, 소비된다. 과격한 운동보다 걷기 등 천천히 하는 운동이 지방 연소가 커서 체온을 올리는 데 도움이 된다.
- 근육 단련 운동을 하라. 근육량을 늘리기보다 어느 부위에 주의를 기울여 운

동하느냐가 중요하다. 가령 스쿼팅 시엔 힙업hip up, 팔굽혀펴기엔 버스트업 bust up에 주의를 집중한다.

- 근육 단련 후 유산소 운동을 하라. 근육 단련으로 성장 호르몬이 분비되면 지방 분해가 촉진되고 이때 유산소 운동을 하면 지방 연소가 거의 세 배로 늘어난다.
- '니트NEAT, Non-Exercise Activity Thermogenesis'를 많이 하라. 니트는 운동은 아니지만 평소 생활에서 많이 움직이는 것이다. 편히 앉아서 신문 가져와라, 창문 닫아라 등 남들에게 시키는 행동은 저체온을 부른다.
- 스트레스를 줄여라. 무엇보다 중요한 게 스트레스 관리다. 일단 과로부터 피하라.
- 만복은 피한다. 만복은 대량의 효소를 소모하므로 신진대사 기능이 저하되고 저체온이 된다. 복팔분腹八分이 건강의 기초다.
- 몸을 따뜻하게 하라. 옷을 따뜻하게 입고 따뜻한 물이나 차를 마신다.
- 약물 복용을 줄여라. 대개의 약물은 장기 복용하면 교감신경이 흥분해 스트레스 상태가 된다.
- 효소를 아껴라. 우리 몸에 효소는 일정량밖에 없다. 따라서 과식이나 음식물의 잦은 섭취, 약물 복용 등은 피한다.
- 활성산소 발생을 억제하라. 활성산소는 조직 파괴, 노화 촉진뿐 아니라 효소 작용을 억제한다. 과격한 운동과 과식을 피한다.
- 족욕, 반신욕을 한다. 혈액순환이 촉진되고 체온을 올리는 효과가 있다.
- 생강, 마늘, 계피는 체온을 올리는 데 좋다.

마음

정신신경면역PNI은 그 이름이 시사하듯이 정신, 즉 마음에서 시작된다. 최근 유전학 보고에 따르면 긍정적인 것이든 부정적인 것이든 모든 자극은 뇌세포뿐 아니라 온몸의 세포에 영향을 미쳐 그에 따른 반응을 보인다. 그러나 주된 반응은 다음의 경로를 따른다.

우선 전두전야에 자극이 들어오면 좋은 건지 나쁜 건지를 판단한다. 여기서 마음이 생긴다. 좋은 것이라면 문제가 없지만 나쁜 것이라는 마음이 들면 즉각 그 자극은 시상하부에 전달, 적절한 조치를 취하도록 한다. 그리고 시상하부는 이를 스트레스로 받아들여 그 성상에 따라 반응의 완급을 판단한다.

먼저 긴급한 상황부터 보자.

1 녀석을 보는 순간 화가 치민다.
2 당장 한 대 갈기고 싶다.
3 교감신경이 흥분한다.
4 일단 참아야 한다.

여기까지가 대단히 힘들다. 화난다고 잘못 화풀이를 했다간 사태를 더욱 악화시킬 뿐이다. 평생 후회할 일도 저지를 수 있다. 화는 한번 내면 상승, 강화하는 습성이 있기 때문이다.

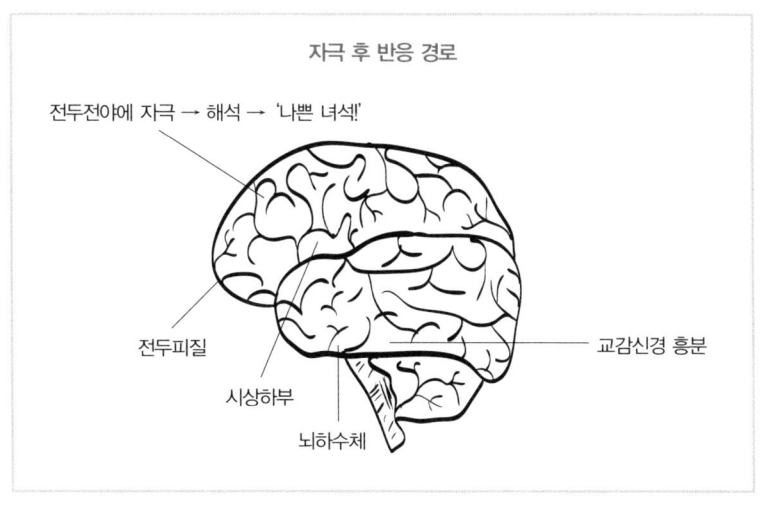

5 돌아서 심호흡을 세 번 한다.

6 잠시 자리를 떠나본다.

7 뜰이나 마당을 거닌다(세로토닌 생성).

8 차츰 격노가 가라앉고 이성이 돌아온다.

9 참기를 잘했다. 녀석도 지금쯤 제 잘못을 알고 있을 거야.

10 내겐 무슨 잘못이 없었을까.

이런 수순이라면 스트레스 상황을 합리적으로 잘 풀어나간 셈이다. 여기까지 오는 데 얼마나 걸리는지는 사람마다 다를 것이다. 하지만 격노 반응이 가라앉을 때까지 스트레스 상태가 계속되고 있다는 사실을 잊어서는 안 된다. 교감 우위로 흥분되면 면역에 치명적이다. 과립구 증가로 점막이 파괴되고 임파구 감소로 면역력이 저하된다.

그리고 뒷마무리가 잘 되지 않으면 급성 스트레스가 만성으로 넘어간다. '생각할수록 녀석이 괘씸하다. 차라리 한 대 갈길걸.' 마음속에 이런 갈등이 계속된다면 스트레스에 대한 느린 반응이 이어진다. 시상하부에 전달된 완만한 스트레스 반응은 긴급과는 달리 뇌간의 봉선핵縫線核으로 가서 세로토닌 신경을 약화시킨다.

긴급 반응이든 완만한 반응이든 스트레스를 받는 이상 정신신경 면역력은 약화된다. 제일 현명한 방법은 그 기분 나쁜 사건을 잊어버리는 것이다. 하지만 이게 쉽지 않다. 의지나 노력으로 될 일도 아니다. 그럴수록 더 잊히지 않고 생각나는 게 인간의 심리다. 그게 안 되니 최상의 방법은 용서하는 것이다.

'녀석을 볼 때마다 이렇게 화가 치밀어서야 당장 내가 견딜 수 없다. 나를 위해서라도 용서해야겠다. 녀석도 지금쯤 잘못을 뉘우치고 있을 거야. 하긴 난 완벽한가. 내게도 잘못이 있었을 거야.'

이게 최선이다. 스트레스를 받으면 우리의 뇌와 몸에 어떤 변화가 일어나는지, 그리고 어떻게 해결하고 대처해야 하는지 이해하기 쉽게 사례를 들어 설명했다. 그러나 어떤 경우에도 스트레스 성상을 잘 알아야 현명한 대처를 할 수 있다.

이와 같이 스트레스를 받으면 그 성상이나 완급 상황에 따라 두 가지 경로를 따라 반응을 하게 된다.

이시형 박사
면역이 암을 이긴다

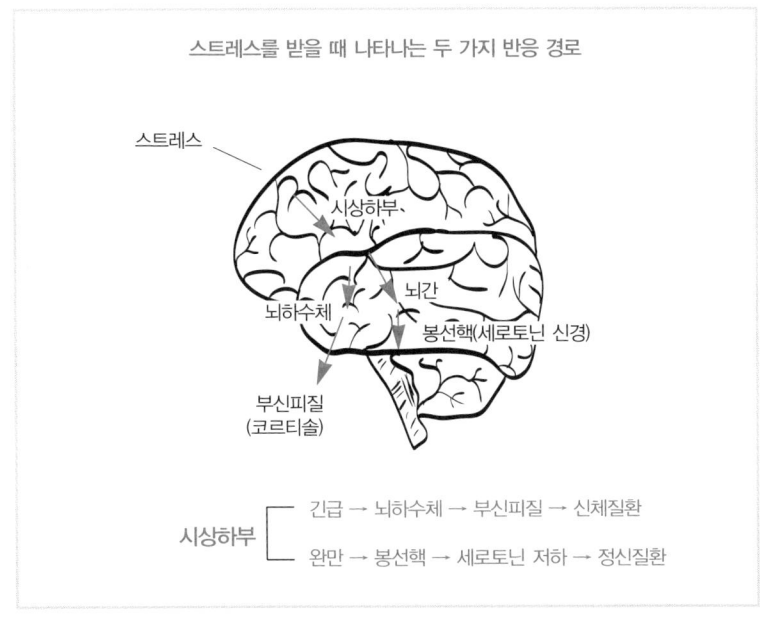

- **신체적 반응 경로**: 신체에 당장 위협적인 스트레스인 경우 응급처치 반응 경로다. HPA라고 부르며 시상하부Hypothalamus → 뇌하수체Pituitary → 부신피질Adrenal cortex로 이어진다. 결과적으로는 교감신경이 흥분하고 스트레스 호르몬(코르티솔)이 분비된다. 싸우거나 달아날fight-flight 준비를 해야 한다. 가슴이 두근거리고 호흡이 거칠어지고 혈당과 혈압이 오르는 등 신체적 반응이 나타난다. 이게 자주 있거나 심한 경우 고혈압, 당뇨, 위궤양, 암 등 생활습관병으로 진전된다.
- **정신적 반응 경로**: 스트레스가 만성이거나 완만한 경우 위의 긴급 반응과는 달리 시상하부에서 출발해 뇌간, 봉선핵으로 가는 정신적 경로가 있다. 여기

는 세로토닌 신경 분포 영역으로서 스트레스에 아주 취약하다. 따라서 우울증이나 공황장애 등의 세로토닌 결핍 증상이 나타난다.

스트레스

우리는 앞에서 스트레스와 암에 관한 논의를 여러 차례 한 바 있다. 스트레스가 어떻게 구체적으로 암에 관여하느냐에 대해서 아직 확실한 이론적 근거는 없다. 그러나 스트레스가 직접적인 발암 요인은 아니라고 하더라도 스트레스는 발암 시초부터 밀접한 관련이 있다. 암 환자들은 암이 발견되기 전 거의 예외 없이 심각한 스트레스 상황을 경험했으며 암이 발견된 후 스트레스 관리를 어떻게 하느냐에 따라 암의 경과도 확실히 달라졌다. 항암 치료를 대하는 마음 자세에 따라 같은 약을 맞으면서도 부작용의 발현 빈도나 견디는 힘에 엄청난 차이가 있으며 항암제 효과에서도 차이가 난다.

 우리는 여기서 스트레스의 성상부터 이해할 필요가 있다. 모든 스트레스는 다음과 같은 스트레스 원칙에 따라 진행된다. 이것을 가장 과학적으로 대처할 수 있는 가이드라인에 대해 살펴보도록 하자.

1 '스트레스는 주관적이다'

같은 상황, 같은 스트레스라도 당사자가 어떻게 해석하고 받아들이느냐에 따라 아주 의미가 달라진다. 같은 낚시도 재미로 하는 사람에겐 레저요, 좋은 스트레스 해소제다. 하지만 어부는 싫어도 해야 한다. 이건 노동이다.

스트레스가 축적되면 병을 만들기도 한다. 스트레스는 일의 내용이 아니라 그걸 하는 사람의 태도가 병 또는 약을 만든다. 남들이 보기에 하찮은 일이라도 즐겨 하는 이상 병은커녕 스트레스 해소가 된다. 문제는 전두전야의 해석이다. 그 일을 나쁘게 보느냐, 신나고 긍정적인 시각으로 보느냐의 차이다. 따라서 스트레스는 주관적이다.

2 '숭고한 인생의 의미'

하기 싫은 일 속에서도 숭고한 인생의 의미를 찾아낼 수 있다면 문제는 달라진다. 세상엔 싫은 일도 많다. 어린이들에겐 공부가 그렇다. 싫은 일을 억지로 하면 병이 된다지만 공부는 다르다. 아무리 싫어도 엄마로부터 귀 아프게 듣는 "공부를 해야 훌륭한 사람이 된다. 착한 아이다" 같은 소리 때문이다. 개구쟁이가 아무리 공부가 싫어도 왜 해야 하는지는 알고 있다. 싫은 공부를 열심히 한다고 병 되는 일은 없다. 당장은 싫지만 거기엔 숭고한 인생의 의미가 숨어 있다. 이걸 찾아내는 게 인생의 슬기요, 지혜다. 전두전야에 싫은 공부 자극이 들어와도 이를 긍정적으로 의미 있는 일로 받아들이면 시상하부에 부정적 반응으로 전달되지 않는다.

3 '감사'

가장 강력한 스트레스 해소제는 감사하는 마음이다. 이순신 장군이 억울한 옥살이를 마치고 막상 바다에 돌아와 보니 수병들은 뿔뿔이 흩어졌고 남은 건 낡은 배 열두 척이었다. 저 멀리엔 일본 군함 수백 척이 바다를 메우고 있는 그 절박한 순간에 장군은 임금에게 "신에게는 아직 열두 척의 배가 있습니다"라고 보고했다.

그나마 남아 있는 것에 감사하는 마음. 그것이 세계 해전사에 길이 남을 명승부를 펼치게 한 원동력이라고 믿는다. 불평을 하려면 어디 한두 가지랴. 하지만 있는 것에 한없는 감사를 표했기에 전승할 수 있었다. 감사의 힘만큼 강한 건 없다.

4 '창조적인 일'

창조적인 일 앞에 스트레스는 없다. 창조적인 일을 하는 사람은 엄청난 집중력으로 전력투구하며 시간 가는 줄 모른다. 이런 상태를 '몰입Flow'이라고 하는데, 시간의 흐름도 잊은 채 몇 시간 동안 완전히 빠져 있는 상태다. 배고픈 줄도, 목마른 줄도 모른다. 계속되는 지적 자극으로 전두전야가 활력으로 넘치고 의욕적으로 된다. 목표에 한 단계 오를 때마다 지적 쾌감으로 넘친다. 뇌과학에서는 이를 '아하! 체험'으로 부르는데 이런 순간 온 뇌에는 불이 번쩍 켜진다.

이것이 젊음과 건강의 비결이다. 의미 있는 일에는 긍정적, 낙관적인 전두엽 상태가 되면서 작업 기억이 풀가동해 아예 스트레스 자체를 느끼지 못한다.

5 '경쟁은 하되 공정하게 하라'

경쟁에 돌입하면 즉각 교감신경의 흥분으로 과립구가 증가하고 임파구가 감소해 면역력이 저하된다. 그렇다고 경쟁을 하지 않고 살 수는 없는 일이다. 경쟁하되 공정하게 하면 그로 인한 후유증을 최소로 줄일 수도 있고 승리가 가져다줄 자신감, 자부심은 높아져 뇌가 온통 긍정 무드에 젖게 할 수 있다. 단, 공정하게 해야 한다는 엄격한 원칙이 있다. 부정행위를 한다거나 처음부터 공정한 게임이 아니라면 승리는 오히려 패배보다 더 나쁜 영향을 뇌에 미친다. 공정한 게임이 아니라는 해석이 전두전야에 내려지면 양심 있는 사람의 경우 무서운 초자아super ego의 공격으로 우울증에 빠질 수도 있다. 당당히 승부를 겨뤄서 한 게임이라면 져도 당당하고 창피할 게 없다. 다음을 기약하고 상대에게 축하 인사를 하며 패배를 인정하고 받아들인다.

  2016년 삼성 야구팀은 결승에서 두산에 졌다. 억울하겠지만 삼성 팀은 시상식에 끝까지 참여해 우승 팀에 아낌없는 축하 박수를 보냈다. 한국의 경쟁 풍토에서 참으로 감동적인 장면이었다.

6 '유스트레스'

유스트레스eustress는 스트레스 해소에 큰 도움이 된다. 스트레스에도 신나는 게 있다. 아슬아슬한 스포츠 경주나 서커스 공연, 탐정 영화 등은 손에 땀을 쥐게 한다. 이때 우리 몸에서는 교감신경이 흥분해 엄청난 스트레스를 받는다. 아슬아슬한 순간이 끝나면 후유 하고 숨을 내쉰다. 대단한 스트레스다. 하지만 우린 즐기고 있다. 이런 스트레스를 '유스트레스'라고 하는데 스트레스 해소에 큰 도움이 된다. 단, 건전한 오락이어야 한다. 그렇지 않으면 지거나 보고 난 후 엄청난 스트레스가 따라 온다. 그러기에 더 아슬아슬하고 짜릿해서 즐긴다는 사람도 있지만 자칫 중독으로 빠질 위험도 있고 돈 잃고 기분 좋은 사람 없다.

7 '사랑을 위해'

사랑을 위해 하는 일엔 스트레스가 무화無化된다. 테레사 수녀의 헌신적 봉사, 사랑의 정신 앞에 우리는 큰 감동을 받는다. 그러면서 그 열악한 환경에서 어떻게 저럴 수 있는지 궁금해한다. 우리로선 상상을 초월하는 일이다. 누가 감히 그렇게 할 수 있을까. 그 엄청난 스트레스를 어떻게 감당해낼 수 있을까. 하다가 쓰러질지도 모르는데 말이다.

   우리는 주변에서 이런 사람들의 희생적인 봉사와 활동을 접하곤 한다. 정말 힘들겠다 싶지만 막상 본인들은 즐거운 마음으로 하고 있다는 게 한결같은 반응이다. 아이에 대한 엄마들의 헌신적인 사랑도 마찬가지다. 무더운 날에도 저 큰 덩치를 안고 나들이를 나온다. 보통 장사가 아니고는 될 일이 아니다. 그게 사랑의 힘이다. 헌신적 희생, 봉사, 베풂, 나눔, 사랑 앞엔 어떤 스트레스도 고통이 될 수 없다.

8 '정직'

거짓말을 하면 당장 편할 수도 있고 눈앞의 작은 이득을 취할 수도 있다. 인생 백년을 생각하면 별것 아닌데도 일상에서 우리는 그만 거짓을 말하게 되는 유혹 앞에 약하다.

문제는 다음이다. 거짓말을 하면 당장 마음이 무겁고 꺼림칙하다. 그리고 행여 들통이 날까 가슴이 두근거린다. 교감신경이 흥분된다는 뜻이다. 이게 스트레스가 되는 건 우리 모두 알고 있다. 거짓말을 잘하는 사람은 기억력도 좋아야 한다. 만나는 사람마다 무슨 거짓말을 했는지 마음속에서 찾아내야 한다. 상대가 조금이라도 이상한 표정을 지으면 가슴이 철컹 내려앉는다. 평생을 쌓아 올린 명예, 입신, 출세가 거짓말 한마디, 뇌물 몇 푼에 무너진 사람이 어디 한둘이던가. 철창 신세까지 져야 한다.

하늘을 우러러 한 점 부끄럼 없이 살아야 한다. 그것만으로도 마음이 편하기 그지없다. 이런 사실을 뻔히 알면서도 거짓말을 하지만 남은 속여도 나를 속일 순 없다. 거짓말 탐지기의 원리를 안다면 감히 거짓말할 엄두가 나지 않을 것이다. 우리 한국인에게 가장 부족한 덕목이 정직이다.

9 '여유'

여유로움 속에 스트레스는 끼어들 자리가 없다. 온종일 일에 쫓기고 조급증에 시달리는 사람은 예외 없이 교감 우위형이다. 스트레스를 달고 산다. 마음이 급해지면 거기에 맞춰 모든 걸 빨리 해야 하기 때문에 시상하부가 바짝 긴장하지 않으면 안 된다.

시골길에서 한가로이 차를 달리는 건 스트레스 해소에 참 좋다. 물론 이때도 교감이 발동한다. 도로 사정을 살펴야 하고 돌발 사태에 대비하기 위해 운전에 교감은 필수다. 불안, 초조, 혈관 수축으로 혈액순환이 안 된다. 말초에 영양과 산소, 열이 공급되지 못해 저산소, 저체온의 암 생태 환경을 만든다. 그런데 어떻게 스트레스 해소가 될까? '위험' 선을 넘지 않는다면 살짝 긴장이 돼도 콧노래가 나온다. 교감의 노르아드레날린, 쾌적한 세로토닌, 더 가자는 의욕적인 도파민 등의 균형 잡힌 합작품이 콧노래가 나오는 기전이다.

하지만 이 선을 넘으면 그때부터는 교감 일변도가 되어 온몸이 바짝 긴장한다. 경적을 울리고 계속 앞 차를 추월하는 등 운전이 거칠어진다. 그러다 끝내 사고를 일으킨다. 교감에 적절한 브레이크가 걸리지 않기 때문이다. 우리의 일상에도 여유는 스트레스 홍수 시대를 슬기롭게, 건강하게 사는 비결이다. 이런 부교감 우위는 장 활동을 원활히 하여 혈액의 질이 좋아진다.

10 '사람 좋다는 행동은 적당히'

'사람 좋다'는 소리에 현혹되지 마라. 여기까지 쓰고 보니 스트레스 없이 살려면 예수나 부처, 못 돼도 성인군자는 돼야 한다는 결론에 다다른 것 같다. 물론 그렇게 될 수도 없고 그렇게까지 될 필요도 없다. 그래도 가능한 한 착한 사람이 되자는 취지다.

하지만 모든 일에는 균형이 중요하다. '사람 좋다, 호인이다' 같은 소리를 들어 나쁠 건 없다. 다만 그런 소리를 들으려면 상당한 자기희생이 따라야 한다. 우선 'NO'라는 말을 못 한다. 자기도 바빠 죽을 지경이지만 요구를 거절 못 해 밤을 새운다. '먼저 실례하겠습니다' 이 한마디를 못해 싫은 자리에 억지로 함께한다. 후지다 고이치로藤田一郎 박사에 따르면 이럴 경우 NK세포가 수분에 6분의 1로 줄어든다. 더 지나면 50퍼센트가 떨어지고 전체적으로 면역력이 30퍼센트 저하된다고 한다.

흔히 '사람 좋다'는 사람의 속을 들여다보면 지나친 고독, 소외에 대한 공포감이 도사리고 있다. 나보다 남이 우선이고 남들이 뭐라 할까 신경을 곤두세워야 한다. 자기가 하는 일이 당장 급하다면 그렇게까지 신경 쓸 일은 아니다. 내가 하고 싶은 것도 적당히 챙겨 하고 형편이 되는 대로 쓰기도 해야 한다. 남들의 이목이 두려워 지나치게 절제하다 보니 재산만 모아두고 일찍 죽는 사람도 적지 않다. 얌체가 되라는 소리가 아니다. 무슨 일에든 균형이 있어야 한다는 말이다.

뇌 피로

스트레스란 마음과 몸에 부담을 주는 자극 일체를 말한다. 특별한 경우 유스트레스 이외 일체의 스트레스는 우리에겐 불쾌한 자극이다.

문제는 우리가 자각하지 못하는 자극에도 시상하부에는 스트레스 반응이 일어난다는 점이다. 이게 뇌 피로의 원인이다. 멀리서 들리는 자동차 경적 소리에 대해 우리는 거의 신경을 쓰지 않는다. 자각 증상이 전혀 없다. 하지만 시상하부에서는 예민하게 감지, 이를 스트레스로 받아들이고 반응을 일으킨다.

원시인들이 숲속에 살 때는 작은 소리에도 민감해야 했다. 사자의 발소리인지, 사슴인지 신경을 잔뜩 곤두세워 소리를 구별해내야 했다. 소리를 판별한다는 건 생명과 직결되는 문제다. 생명의 중추인 시상하부는 어떤 소리든 무심코 지나칠 수 없다.

하지만 이제 맹수는 사라졌다. 현대인은 소리에 그렇게까지 의식적으로 민감할 이유가 없다. 그리고 실제로 음감이 아주 둔해진 것도 사실이다. 웬만한 소리는 아예 들리지도 않는다. 그러나 시상하부는 듣고 있다. 그리고 그 들리지 않는 소리에도 민감하게 반응한다. 우리 귀에 들리지 않으니 주관적인 느낌은 없지만 시상하부는 스트레스로 받아들인다. 도심에서는 우리가 의식하는 스트레스만도 상당한데 거기다 느끼지도 못하는 것까지 시상하부에 스트레스로 작용한다니, 참으로 엄청난 스트레스에 시달리고 있는 게 현대 도시인이다.

하루의 생활 리듬이 어긋난다 해도 우리는 크게 불편을 못 느낄 수도 있다. 오랜만에 친구와 노닥거리다 보면 밤 10시를 꼬박 넘겨 한밤중이 되어도 우리는 그걸 불쾌한 스트레스로 느끼지 못한다. 그러나 시상하부엔 그게 스트레스로 쌓인다. 또한 맹수는 사라졌지만 그보다 무서운 사람이 있다. 밤길에 혼자 가는데 뒤에서 따라오는 발소리에 신경이 순간 날카로워진다. 나쁜 사람은 아닐까? 엄청난 스트레스에 시달려야 한다.

뇌 피로는 이렇게 우리가 의식하든 의식하지 않든 시상하부에 스트레스로 작용하는 결과로 생긴다. 뇌 피로가 오면 제일 먼저 시상하부 면역계에 문제가 생긴다. 가벼운 정도면 두통이나 현기증, 작업 능률의 저하 등에 그치지만 더 심해져 면역 체계가 약해지기 시작하면 잔잔한 염증이 생기기 시작한다. 이를 방치하고 계속 반복되면 암으로까지 발전된다.

뇌 피로의 경과와 대책

한국을 피로 사회라고 한다. 노동 시간도 길거니와 온갖 스트레스에 시달려야 한다. 선마을을 찾는 고객의 상당수는 "그냥 쉬러 왔다"고 말한다. 조용한 이곳이 좋다고들 한다. 모두가 지친 표정이 역력하다. 이들의 하루를 지켜보노라면 얼마나 뇌 피로에 시달려왔는지 알 수 있다. 우선 아무것도 하지 않는다. 그냥 멍청하니 앉아 있다. 아무 생각도 하기 싫은 모양이다. 아니, 생각을 할 기력조차 없는 것 같다.

이게 현대 도시인의 전형적인 번아웃 신드롬burnout syndrome(완전연소증후군)이다. 선마을에는 이런 사람들을 위한 진단, 치료, 프로그램이 그간의 경험을 살려 잘 정리돼 있다. 정도에 따라 적절한 처치가 주어진다.

치료 원칙은 이들을 아무것도 하지 않고 쉬게 해서는 안 된다는 것이다. 동적인 사람들은 무조건적인 휴식이 오히려 스트레스가 된다. 머리를 안 써도 되는 적당한 일감을 줘야 한다. 숲속에서의 가벼운 트래킹도 좋고 채소 밭을 가꾸는 일도 좋다. 특히 숲속 트래킹은 맑은 공기 속에 풍부한 산소, 적절한 운동으로 근육의 긴장이 풀리고 체온이 올라간다. 고산소, 고체온이 되어 암 발생의 생태 환경에서 벗어날 수 있게 한다.

뇌 피로의 종착지는 암이다. 시상하부의 기능이 파국을 맞으면 당연한 결과다. 뇌 피로가 중등도로 진행되면 면역력 저하로 인해 잔잔한 염증이 생긴다. 장염, 위염, 편도선염, 상기도염, 구내염 등 다양하다. 하지만 이 정도로 병원에 가지는 않는다. 하긴 병원에 간들 이들이 얼마나 심각한 문제를 속에 안고 있는지는 의료진도 잘 모른다. 이 정도 되면 스스로 문제를 해결해야 한다. 뇌 피로 증상이 심해지고 잔잔한 염증이 생기면 면역력 저하가 위험 수준까지 진행되고 있다는 증거다. 이럴 때는 비타민 B군 소모가 많아지니 이를 보충할 수 있는 보조제를 먹는 것도 도움이 된다.

이런 사람들에게 숲속 트래킹은 최상의 묘약이다. 개울 물가나 작은 폭포 앞에 얼마간 앉아 있노라면 폭포 물이 기화되면서 발생하는 음이온을 흡수할 수 있다. 이보다 좋은 환경 치유가 없다. 그리고 특히 뇌 영양 상태도 돌볼 줄 알아야 한다. 더 자세한 정보는 졸저 《뇌력혁명》을 참고하기 바란다.

건강한 유전자를 위해

이제까지 우리는 정신신경면역 강화를 위한 실천적 생활에 대해 여러 측면에서 고찰해봤다. 이런 생활은 암의 근본 원인인 유전자변이를 예방, 교정할 수 있다는 사실을 유념해주기 바란다. 아래에 건강한 유전자를 위한 생활 팁을 다시 한 번 요약해본다.

건강한 유전자를 위한 생활 Tip
- 큰 무리 없이 수월하게 산다.
- 충분한 숙면을 취하고 기분 좋게 기상한다.
- 너무 엄격하지 않게 규칙적인 생활을 한다.
- 건강한 음식을 먹도록 노력한다.
- 오염된 환경과 인공조미료 등을 피한다.
- 하루 세 끼 규칙적으로 먹는다.
- 간식을 먹지 않는다.
- 스트레스 관리를 잘한다.
- 적당한 휴식을 취한다.
- 명상을 한다.
- 요가를 한다.
- 과식하지 않으며 건강 체중을 유지한다.
- 담배를 피우지 않는다.

- 절주하거나 금주한다.
- 육식을 절제한다.
- 가급적 유기농식을 하려고 한다.
- 활동적인 생활을 한다.
- 만성적인 염증에 잘 대처한다.
- 자신의 건강 증진을 위해 노력한다.
- 높은 이상과 목표를 지닌다.

※ 위 내용은 디팩 초프라의 '유전자가 좋아하는 것'을 한국 실정에 맞춰 절충한 것이다.

이시형 박사
면역이 암을 이긴다

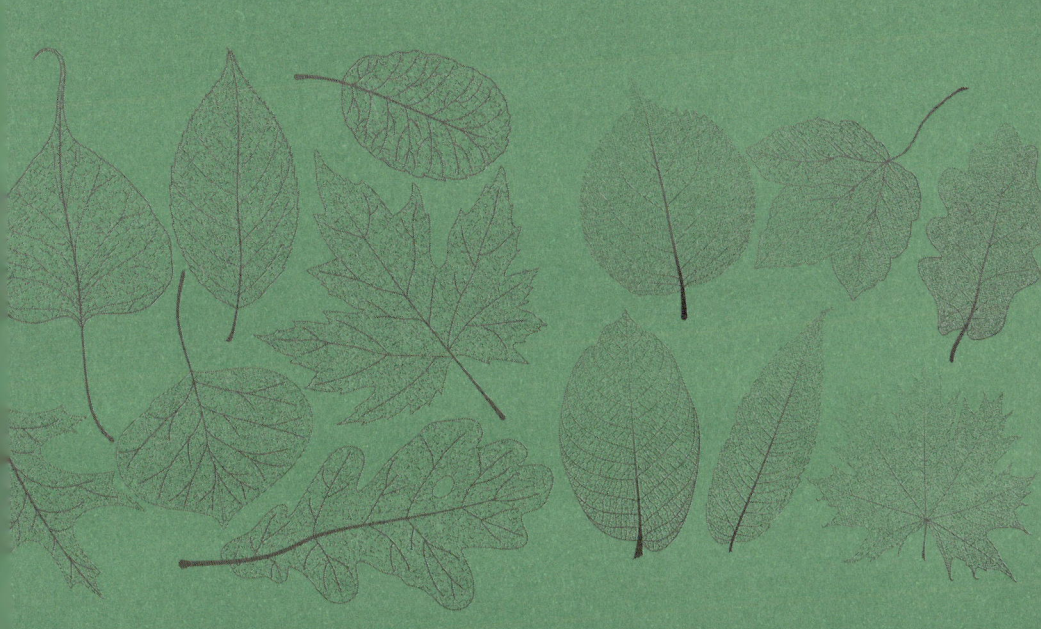

11

마음 치료를 위하여

마음 치료를 위하여

암 치료 중인 환자들은 고민도 많고 걱정도 많다. 죽음의 공포만큼 충격적인 게 또 있을까? 잘 듣고 적극적인 자세로 문제를 해결할 수 있도록 진지하게 노력해야 하는 게 의료진과 가족의 태도다. 치료 중에 어쩔 수 없이 생기는 문제도 있을 것이다. 사전에 충분한 설명이 있어야 한다. 환자가 마음의 준비가 되어 있으면 한결 견뎌내기 쉽다. 주치의의 설명 없이 갑자기 문제가 생기면 환자는 즉각 잘못되고 있는 건 아닌지 대단히 불안해한다.

환자들의 공통적인 걱정거리는 대체로 다음과 같다. 잘 듣고 서로가 노력해 걱정을 최소화할 수 있도록 도와야 한다.

암 환자들의 고민은 무엇인가

죽음에의 공포

무엇보다 가장 큰 문제는 죽음의 공포다. 환자가 말로 잘 표현하지 않을 수도 있다. 생각하기조차 끔찍하기 때문이다. 그러나 '암=죽음'이라는 생각은 이제 버려야 한다. 경제적으로 풍족하지 못했던 과거에는 영양실조에 허약한 몸으로 암과 싸울 힘이 없었던 것도 사실이다. 이젠 기초체력도 튼튼하고 의학 기술도 놀랍게 발전했다는 사실을 기억하라.

당장 너무 힘든 치료

수술 후 회복하기까지도 힘들지만 항암제, 방사선 치료도 만만치 않다. 오심, 구토, 통증, 피로감 등 부작용이 여간 심각한 게 아니다. 처음 얼마간은 잘 견뎌낸다. 하지만 치료 횟수가 거듭됨에 따라 이런 부작용은 점점 심해진다. 통증에는 진통제도 아끼지 말아야 한다. 전신쇠약이 너무 심각해지면 치료도 중단하는 게 현명하다. 이래선 암과 싸워낼 힘이 없다. 항암제만으로 암세포 완전 퇴치는 되지 않는다. 결국은 내 몸의 면역력이 튼튼해야 한다.

신체상의 붕괴

인간에겐 누구나 자기애 narcism가 있다. 자기 신체상 body image에 대한 자부심 또한 대단하다. 암 수술 후 유방절제술, 인공 항문 등은 환자로선 견기기 힘든 형벌로 마음의 상처가 아주 심각하다. 그리고 겉으로 보이지 않더라도 몸속의 절제된 신체 부위에 대한 마음의 상처 또한 크다. 전신쇠약, 체중 감소 등으로 갑자기 주름이 깊어지는 등 늙어 보이거나 탈모까지 오면 신체상은 점점 왜곡된다. 나중엔 사람 만나기를 기피하는 등 우울증이 병발할 수도 있다.

비용과 직장, 어떻게 해야 하나?

암 치료에는 보험 이외 자기 부담이 많다. 특히 새로 나온 항암제는 터무니없이 비싸다. 하루 이틀에 끝날 치료도 아니고 경비도 문제지만 당장 직장이 걱정된다. 병가를 얻는다 해도 돌아갈 때까지 자리가 걱정이다. 돌아간다 해도 옛날만큼 잘할 수 있을 것 같지도 않거니와 한직으로 밀려날 수도 있다. 작고 영세한 기업을 운영하는 사람은 암으로 입원했다니까 거래가 중단되고 외상금을 갚지 않는다. 핏대 올리지 마라. 그게 세상인심이다. 치료 계획도 자기 형편에 맞춰 가계가 후들거리지 않도록 현실적으로 해야 한다.

이시형 박사
면역이 암을 이긴다

내가 옳은 의사를 만난 건가?

여러 사람의 의견을 듣고 2차 의견second opinion도 묻고 주치의 선정에 신중을 기했다. 하지만 그래도 옳은 의사를 만난 건지 회의가 들 때가 있다. '내 생명을 맡긴 사람인데'라는 생각이 당연히 들 수 있다. 하지만 일단 정한 이상 전폭적인 신뢰와 지지를 보내야 한다. 그리고 의료진도 환자의 이런 마음을 잘 헤아려 전적인 신뢰를 얻을 수 있도록 세심한 배려를 해야 한다.

이 치료가 최선일까

주치의에 대한 회의와 함께 지금 받고 있는 치료에 대해서도 이게 최선일까라는 의문은 계속 환자를 괴롭힌다. 암 치료는 다른 질환과 달리 당장 치료 효과가 드러나지 않는다. 게다가 부작용이 차츰 심해지면 치료에 대한 회의는 더욱 커질 수밖에 없다. 앞에서도 언급했지만 치료 경과나 있을 수 있는 부작용에 대한 설명이 사전에 자세히 있어야 한다.

내가 완치될 수 있을까

지금 최선의 치료를 받고 있는 걸까, 이렇게만 하면 완치가 되는 걸까. 온갖 의문과 걱정이 떠오른다. 당연하다. 생사의 갈림길에 선 환자의 입장에서는 당연히 들 수 있는 의문이다. 물론 여기엔 과장된 측면이 없지 않다. 암 치료에 마치 생사가 걸린 것처럼 크게 생각하지 않는 게 현실적이고 합리적인 자세다. 사전에 충분한 설명을 듣고 선택, 결정한 이상 의사의 지시에 따라야 한다. 그리고 의료진도 환자들의 이런 의구심을 탓하지 말고 치료 경과에 대한 중간 설명도 잘 해야 한다.

인격적 대우를 받지 못한다는 생각

병원의 환자가 된다는 건 그날로 사회적 약자弱者가 되는 것이다. 약자가 되면 피해의식이 많아진다. 왠지 사람들이 자기를 무시하는 것 같다. 옳은 대우를 안 해주는 것 같다. 암으로 입원하면 이런 피해의식은 더 강해진다. 심지어 가족도 자기를 무시하는 것 같다. 면회도 자주 안 오고 인격적으로 대우를 못 받고 있다는 피해의식이 쌓이면 속에는 분노가 쌓인다. 그러다 어느 날 폭발한다. 별것 아닌 일에 핏대를 올리고 고함을 친다. 맞던 주사를 빼버리고 집으로 가겠다고 나선다. 병원에서 가끔 경험하는 일이다. 환자와 의료진, 가족 모두가 겸손과 친절함을 체득해야 한다.

재발 위험

그 고생 다 견뎌내고 여기까지 왔는데 문제는 재발이다. 의사는 이젠 안전하다고 하지만 그 말을 그대로 믿는 환자는 의외로 많지 않다. 그리고 그건 사실이다. 완치됐으니 집에 돌아가 3개월에 한 번씩 와서 검사나 받으면 된다. 의사도 환자의 재발에 대한 걱정을 덜어주는 의미에서 내리는 처방이다. 이때 필요한 게 적극적인 생활 면역인데 딱하게도 이에 대한 구체적 처방이 별로 없다. 암에는 완치가 없다. 이건 움직일 수 없는 의학 상식이다. 재발 위험에 대해 걱정하지 않는다면 잘못된 생각이다. 평생을 생활 속에서 조심해야 한다.

'하라', '마라'가 너무 많은 것도 문제

어려운 난병難病일수록 처방이 많다. 무엇이 좋다, 무엇은 안 된다 등 사람마다 아주 확신을 갖고 이야기한다. 딴에는 환자를 생각해서 해주는 충고다. 하지만 듣는 입장에서는 정신이 없다. 병원 의사도 마찬가지다. 주문이 많고 까다롭다. 정신을 차릴 수 없다. 그 말을 듣고 그대로 실행하다 노이로제에 걸리지 않으면 다행이다. 제일 까다로운 게 식단이다. 암에 그렇게 좋다고 떠들더니 이젠 또 발암물질이라고 먹지 말란다. 어쩌다 신문이나 TV에 나오면 그날 시장에서는 동이 난다. 좋다는 걸 안 먹자니 안 될 것 같다. 암은 사람마다 다르다.

제일 잘 아는 건 내 몸의 반응이다. 좋다고 떠들거든 3개월 기다려본다. 그래도 여전히 인기가 있다면 한번 시험해보라. 좋다면 계속 먹고 내 몸에 안 맞으면 그만둔다. 누가 뭐래도 내가 싫은 걸 억지로 하면 병은 악화되고 면역력도 떨어진다. 기억하라, 정신신경면역이라는 사실을.

사람들로부터 멀어지는 것

처음엔 환자 자신이 사람을 기피한다. 얼굴이 왜 그러냐고 물어올 적마다 대답하기가 곤혹스럽다. 그렇다고 암을 무슨 자랑이나 하듯 떠들 수도 없다. 더구나 자신이 보기에도 얼굴이 너무 수척하고, 갑자기 늙어 보여 괜히 창피해서 외출도 안 한다.

   그리고 암 환자는 우울증이 의외로 많다. 세상이 귀찮다. 사람 만나는 게 가장 힘든 일이다. 이러길 얼마 하노라면 차츰 가까운 사람들이 멀어지기 시작한다. 처음엔 본인이 피하다가 나중에는 사람들이 자기를 피하는 것 같다. 소외감이 들기 시작한다. 버림받은 기분이 들기 시작하면 아주 치명적이다. 배신감도 들고 화가 난다. 암은 이런 기분을 좋아한다. 암은 자랑이 아니지만 그렇다고 굳이 숨길 일도 아니다. 자기 컨디션을 솔직히 알리고 협조를 구하는 길이 충실한 인간관계의 기본이다.

요양 장소는 어디가 좋을까

3대 요법이 끝나고 급한 불을 끈 다음엔 얼마간의 요양이 필요하다. 이때 어디가 좋을까, 어디로 갈까를 고민하게 된다. 앞서 숲속에 쉼터를 마련하라고 이야기한 바 있다. 평소 건강할 때도 그렇지만 특히 암 환자의 경우 맑은 공기, 조용한 분위기는 필수다. 너무 인적이 드문 곳은 피하는 게 좋다. 지천에 널린 게 요양 시설이므로 잘 골라야 한다. 환경도 좋아야 하지만 지리적 여건도 집에서 적당한 거리에 있어야 한다. 장거리를 오가는 것도 스트레스다. 그리고 무엇보다 식사와 프로그램이 충실해야 한다. 누가 운영하는지도 살펴야 한다. 몇 군데를 방문해서 실험적으로 얼마간 지내보고 결정하는 것도 좋은 방법이다.

끝까지 함께 간다는 용기의 말

환자의 고민이나 걱정이 어찌 앞서 이야기한 것뿐이랴. 큰일에서 아주 사소한 것까지 끝이 없을 것이다. 그리고 그 고민의 깊이나 무게는 옆에서 지켜보는 사람으로서는 도저히 이해할 수 없는 무거운 고민들이다.

죽음에의 공포. 이건 누가 해결해줄 수도 없다. 치료를 잘 받고 완치됐다고 해도 이 생각은 진단 이후 머리를 떠나지 않는다. 여기엔 해결책이 없다. 그리고 환자에 따라선 자기의 심각한 고민을 마음속에 품고 있을 뿐 말로 하지 않는다. 가족들이 걱정할까봐서다. 이럴 때 가족은 힘을 합쳐 해결할 수 있는 문제에 최선을 다해야 한다. 중요한 건 어떤 일이 있든 '너와 함께 간다'는 확고하고 결의에 찬 자세다. 하늘 끝까지 너와 함께 간다는 자세가 환자에게 투병을 해낼 수 있는 힘과 용기를 준다.

좀 다른 이야기다. 한 엄마가 살인 사건의 누명을 쓰고 투옥된 아들을 면회하면서 한마디 말도 없이 울기만 했다. 그리고 면회 시간이 끝날 때쯤 드디어 입을 열었다. "걱정하지 마. 네가 지옥 끝자락에 떨어져도 엄마는 함께 간다." 방으로 돌아온 아들은 일기장에 적었다. '엄마를 위해서도 살아 나가야겠다.' 아들은 누명을 쓰게 된 경위를 차분히 더듬어갔다. 그리고 없는 형편이지만 유명 변호사의 도움을 받아 결국 누명이 풀리고 무죄로 풀려났다. 살인자가 됐다는 충격이 너무 커서 아예 삶을 포기하고 검사 심문에 경찰 조서대로 그렇다고 대답했으니 꼼짝없이 살인범이 된 것이다. 하지만 면회 온 엄마의 그 한마디가 그의 꺼져가는 생명에 불을 켰다.

암 진단은 환자에게 사형선고와도 같은 충격이다. 하지만 가족의 헌신적 사랑에 감동하면 암을 좀 더 이성적, 합리적으로 보게 되고 다시 일어설 힘이 솟아난다.

이시형 박사
면역이 암을 이긴다

한국의 암 치료 수준을 믿어라

한국의 위암 2기 환자의 5년 생존율은 80퍼센트, 미국은 34퍼센트로 정말 놀라운 대조다. 의료 선진국이라는 미국과의 비교다. 그만큼 한국의 의료 기술은 놀랍다. 내시경 수술 기법은 선진국에서도 배우러 온다. 그리고 한국에서 전체 암 환자의 5년 생존율은 70.3퍼센트(2010~2014년)로 지속적으로 생존율이 상승하고 있다.

물론 여기엔 한국 의료 기술의 높은 수준을 빼놓을 순 없다. 하지만 이것만으로는 놀라운 치료 성적이 설명되진 않는다. 한국의 헌신적이고 뜨거운 가족애가 중요한 요인이다. 가족들뿐인가. 직장 동료, 친구들의 전폭적인 지원이 환자에게 든든한 받침이 된다. 구미의 개인주의 사회와 다르다. 이것이 정신신경면역 체계의 현장이다.

잘 들어라

환자의 고민이나 걱정거리를 듣노라면 사실 어쩔 수 없는 것도 많다. 어떻게 도와야 할지 막연한 경우도 있고 해결될 수 없는 것도 적지 않다. 그렇더라도 환자의 이야기를 귀 기울여 잘 들어야 한다. 앞에서도 이야기했지만 환자에게 제일 좋은 사람은 자기 이야기를 진지하게 잘 들어주는 사람이다. 이는 일상 대화에서도 그렇지만 상담이나 정신 치료에서 기본이다. 'good talker', 말을 잘하는 사람이 아니라 잘 듣는 사람 'good listener'가 되어야 한다. 아무리 그가 하는 이야기가 유치하고 말도 안 되는 소리라도 잘 들어줘야 한다. 그럴수록 더 진지하게 들어줘야 한다. 학술 간담회가 아니다. 논리적 담론을 하는 상담이 아니다. 서로의 마음이 통해야 가능한, 둘 사이의 정서적 가교를 놓는 시간이다. 반드시 현명한 논리적 해결책이 안 나와도 좋다. 일단 잘 들어주는 것만으로도 환자는 위안을 받는다.

긍정적인 생각을 하라

앞서 긍정적인 태도와 마음가짐이 얼마나 중요한지 여러 차례 강조한 바 있다. 암의 공포에서 벗어나되, 인간에게 내재된 강한 복원력을 믿어라. 한국의 암 치료 수술은 세계적이다. 어떻게든 극복하고야 말겠다는 긍정적이고 희망적인 생각이 암 치료에는 절대적이다. 면역력은 이런 희망적이고 자신감 넘치는 마음에서 출발한다. 이를 뒷받침하는 많은 의학 보고가 나와 있다.

어린 시절을 계속 연상하면 정말 암이 사라져 어린 시절의 건강을 되찾는다는 보고가 나와 있다. 칼 사이먼튼Carl Simonton 박사의 이미지 요법이다. 표준 치료와 함께 NK세포를 그려라. 암세포를 잡아먹는 그림을 그려라. 암세포가 사라지고 있다는 생각만으로 암이 치유된다니 참으로 놀라운 일이다. 패배적이거나 부정적인 생각과 말은 곧바로 뇌세포뿐 아니라 온몸의 세포에 각인된다. 그러면 세포 활동

역시 부정적으로 작동해 돌연변이도 나쁜 방향으로 일어나게 된다. 우리 몸도, 세포도 언제나 건강한 방향을 지향하게 돼 있다. 나쁜 생각이나 말을 함으로써 질병으로 향하게 해서는 안 될 일이다. 언제나 밝고 긍정적인 생활습관이 그래서 중요하다. 정신신경면역의 중요성을 다시 한번 강조하는 이유다.

암과 싸우기보다는 받아들여라

예일대학교 버니 시겔Bernie Siegel 교수는 암을 이겨낸 사람들을 '예외적인 암 환자exceptional cancer patient'라 부른다. 시겔 교수에 따르면 이들의 공통적인 자세는 수용과 긍정이었다고 한다. 암과 싸우는 것이 아니라 인정하고 받아들인다. 함께 잘살자는 생각, 싫다고 밀어내는 게 아니라 오히려 따뜻하게 맞아들이는 자세다. 암은 춥고 산소가 부족한 환경에서 잘 자란다. 이렇게 따뜻하게 맞이하면 암세포가 도저히 여기서 살 수 없다고 슬며시 물러간다. "암과 싸우지 마라." 서울대 한만청 교수의 생각 그대로다. 그는 몇 차례나 재발 수술을 받고도 10년이 넘은 오늘까지도 건강하다. 2차 세계대전 때 유대인 포로수용소에 수감됐던 정신과 의사 빅터 프랭클Viktor Frankl 박사는 가족을 모두 잃었지만 기적적으로 살아남았다. 그는 수용소의 비참한 생활상을 몰래 적어 보관해두었다가 풀려난 뒤 몇 권의 책으로 냈는데, 그중 하나가 유명한 《죽음의 수용소에서》다. 다음은 그가 쓴 내용이다.

어느 날 한 노인이 찾아왔다.

"프랭클 선생, 아내가 죽고 난 뒤 너무 슬프고 외로워 도저히 견딜 수 없습니다."

"그러시군요. 그러나 만약 당신이 먼저 죽었더라면 아내는 어떻게 되었을까요?"

"그건 안 됩니다. 이 엄청난 고통을 아내가 혼자 감당해낼 수 없습니다."

"그것 보십시오. 당신은 지금 아내의 고통을 대신하고 있는 겁니다. 당신의 절절한 외로움 속에는 아내에 대한 진실한 사랑과 그리움이 담겨 있습니다."

노인은 아까와는 달리 마음이 한결 편해졌다. 생을 포기하고 차라리 이대로 죽어야겠다고 다짐한 마음이 풀려 삶의 의욕을 되살린 계기가 되었다.

아무리 하찮은 일에도 거기엔 숭고한 인생의 의미가 숨어 있다. 이걸 읽어낼 수 있는 슬기가 있다면 그 어떤 고통이나 스트레스도 이겨낼 수 있다. 프랭클은 이를 '의미 치료 logo therapy'라고 부른다. 또한 그는 살아남은 사람은 의지가 강하거나 힘센 사람이 아니라 감성적으로 섬세한 사람이라고 말한다. 철학적 사색, 섬세한 감성이 죽음의 벽을 넘는 힘이 된다는 사실은 면역을 공부하는 사람들에게 좋은 시사점을 준다.

이시형 박사
면역이 암을 이긴다

암에 지는 사람

여기서 방향을 돌려 암에 지는 사람의 유형을 이야기하는 게 도움이 될 수도 있겠다.

- 자포자기와 절망에 빠진 사람
- 무지한 사람. 암을 알아야 한다. 암의 치료자는 환자 자신이다.
- 면역력이 떨어진 사람. 폐렴 등 감염을 조심해야 한다.
- 상실감에 심각한 고민을 하는 사람. 암을 앓으면 많은 걸 잃게 된다. 이 사실을 인정하고 받아들이면서 한편 체념할 줄도 알아야 한다.
- 스트레스와 압박감에 시달리는 사람. 이를 잘 관리하지 못하면 암은 점점 깊은 수렁으로 빠져든다.
- 모든 게 무의미한 사람. 인생이 너무 허무해서 살 의미가 없다고 포기하는 사람에겐 암을 이겨낼 힘이 없다.

NK세포를 강화하는 방법

항암의 주력부대는 NK세포이며 이것은 인류가 태어나면서 갖게 되는 자연면역력이다. 이 소중한 NK세포는 일상의 기분이나 환경에 아주 민감한 반응을 보인다. NK세포의 활성화를 위해 몇 가지 권고사항을 적어보면 다음과 같다.

- 적절한 운동, 특히 걷기가 좋다. 9,000명에게 매일 한 시간 걷게 했더니 암 사망률이 반으로 줄었다는 일본의 연구 결과가 있다.
- 밝고 긍정적인 사고를 한다.
- 좋은 이미지를 자주 생각한다. 경관이 좋은 남태평양, 눈 덮인 알프스 등 좋아하는 이미지를 자주 떠올린다.
- 반가운 친구와 즐거운 분위기에서 마시는 한두 잔의 술은 좋다.
- 너무 기계적으로 억지로 생활하지 마라. 핀란드 증후군을 기억하기 바란다. 핀란드 정부에서 한 실험이다. 중간관리직을 두 그룹으로 600명씩 나눈 뒤 A그룹은 엄격한 건강 생활, B그룹은 평소 생활대로 지내게 한다. 15년 후 두 그룹을 비교한 결과 놀랍게도 엄격하게 건강 수칙을 지킨 A그룹에서 사망률을 비롯해 모든 게 더 나쁘게 나왔다. 결론은 '적당히, 즐겁게' 살아야 건강하다는 것이다.
- 모든 건 적당히 한다. 너무 철저하게 하려다 보면 그 자체가 스트레스가 된다. 대충, 수월하게 생활한다.

신나게 웃고, 울고 싶으면 울어라

독서, 영화, 음악회 등을 통해 새로운 걸 얻게 되는 지적 쾌감이나 감동의 눈물만큼 좋은 묘약은 없다. 요즘은 웃음 치료가 병원에도 도입될 만큼 인기다. 하지만 감동의 눈물은 그 치유력에서 웃음의 6배가 된다는 보고도 있다.

이시형 박사
면역이 암을 이긴다

사명감의 긍정적인 힘

사명감에 불타는 세기의 명배우 오드리 헵번을 기억할 것이다. 헵번은 말년에 아프리카 난민 구원에 자기의 후반 생애를 바쳤다. 보람과 자부심은 뇌에 긍정적인 영향을 미친다.

가벼운 여행은 좋은 자극이 된다

너무 무리한 일정은 피하되 국내외 가벼운 여행은 뇌에 새로운 자극을 줌으로써 극적인 효과를 노릴 수 있다. 다람쥐 쳇바퀴 돌 듯하는 일상을 떠나 새로운 풍물을 접하고 새로운 사람을 만나는 것은 뇌에 신선한 자극을 준다.

과로는 금물이다

과로에서 암이 시작됐는데 막상 암이라는 진단을 받으면 죽기 전에 일들을 마무리한다며 더 열심히 일하는 사람을 가끔 본다. 정리를 하는 건 좋다. 하지만 무리하는 건 금물이다.

암이 주는 축복

암 환자가 들으면 무슨 소리냐고 펄쩍 뛰며 화가 날 수도 있겠지만, 난 가끔 그런 환자를 만났기 때문에 하는 소리다. 자기 위안이 아니라 진심에서 우러나는 이야기다. 예전에는 결핵이 많았다. 병원 투병 중 불후의 명작이나 명곡이 나왔고, 결핵에 걸린 창백한 지성에 반해 뜨거운 열애에 빠진 이야기가 오페라의 주제가 되기도 한 아름다운 일들을 우리는 알고 있다.

최근 내가 만난 이 환자 이야기를 들으면 여러분도 수긍이 갈 것이다. 55세 정년을 코앞에 둔 간호사로, 슬하에 딸 하나를 두었고 남편은 중소기업 임원이었다. 제2의 인생을 위해 현직을 그만두고 박사학위 과정을 밟고 있었다. 한데 웬 날벼락인가. 가벼운 위장병이려니 했던 게 암으로 확진됐다. 내시경으로 수술을 하기엔 이미 늦었고 위를 반이나 잘라내는 수술을 받았다. 주치의는 요양이나 잘 하라는 권고를 주었다. 이때부터 환자의 인생에 일대 혁명이 일어났다.

첫째, 박사학위 과정을 그만뒀다.

'이 결심을 하고 나니 모든 긴장이 풀린다. 아! 이 해방감이라니, 왜 내가 그 고생을 했지.' 환자는 몇 번이고 때려치울 생각을 했었다. 하지만 핑계가 없었다. '기왕 시작했으면 끝내야지' 하는 뻔한 소리가 귀를 맴돌았다. 암이라! 좋은 구실이 생긴 셈이다. 그래 잘됐다. 때려치우자!

둘째, 남편이 변했다.

남편이 다니는 중소기업엔 출퇴근이 따로 없고 휴일도, 휴가도 없었다. 환자도 모처럼 집에 오는 날이면 밤 근무 담당으로 병원에 가야 했다. 말이 부부지, 오붓하게 보낸 시간이 없었다. 딸 하나 가진 게 신기하다고 웃었다. 그러던 남편이 환자의 간호를 위해 헌신적으로 변했다. 아프지 않았다면 못 받아봤을 남편의 사랑을 듬뿍 받으니 행복의 눈물이 뺨을 적셨다. '진작 아플걸!' 이는 진심이었다.

셋째, 살아 있다는 감동.

산에서는 혼자의 시간이 많다. 순간순간 살아 있어 좋다는 감동이 가슴 바닥을 파고든다. 삶에 대한 진지한 감사의 마음이 절로 우러난다. '그간 헛살았구나. 건성으로 살았구나.' 삶이 뭔지 생각도 못 해본 지난날이었다. 생사의 갈림길에서 잘 살아 돌아왔으니 어느 한순간 아무렇게나 살 수 없다. 이렇게 소중한 삶을 어떻게 그냥 그렇게 보낼 수 있을까. 감사의 기도가 절로 흐른다.

넷째, 산으로 갔다.

공기 좋고 조용한 산속이 좋겠다는 생각에 찾은 곳이 선마을이었다. 환자와 나의 인연은 이렇게 시작됐다. "이제 제 꿈이 이뤄졌어요. 꿈에도 그리던 전원생활. 그걸 위해 얼마나 아등바등했겠어요. 하지만 그런 행운은 쉽게 오지 않았습니다. 박사가 돼야겠다는 것도 은퇴 후 전원생활을 위한 준비였어요. 이렇게 빨리 이뤄질 줄은 몰랐지요. 저에게 암은 정말 축복입니다." 환자의 눈엔 감동의 눈물이 맺혔다.

다섯째, 대우주와의 교감.

아침의 신선한 태양, 나무 사이로 비치는 아침 해를 받으며 걷는 이 신선함, 쾌적함, 상쾌함이라니…. 저녁노을은 넋이 빠지게 만든다. 아스라한 노을이 지면 하나둘 별이 뜨기 시작한다. 잠시 눈 감고 있다 다시 보면 머리 위로 벌어지는 별들의 향연, 그리고 느지막하게 달이 뜨면 대우주와 절로 교감하게 된다. 하찮은 일로 아웅다웅했던 지난날들이 부끄럽다. 산에서 우주의 기운이 온몸에 넘치는 이런 순간엔 잠이 없어도 이대로 좋다.

여섯째, 명상이 절로 된다.

좋은 줄 알지만 잘 안 되는 게 명상이다. 하지만 산에서는 절로 명상이 된다. 혼자 조용히 지내는 시간이 많기 때문이다. 땀을 훔치며 잠시 바위에 걸터앉아도 명상은 절로 된다.

일곱째, 운동이 절로 된다.

운동을 안 해서 암에 걸렸다. 치료에도 제일 중요한 운동이다. 이런 말을 들으면서도 잘 안 하게 되는 게 운동이다. 그런데 비탈길이니까 운동이 절로 된다. 그리고 다양한 트래킹 코스가 숲속에 조성돼 있기 때문에 절로 끌려 들어간다. 숲이 좋아서, 앙증맞게 핀 꽃들이 좋아서, 그리고 개울 물소리에 나도 몰래 끌려 들어가는 게 숲속 오솔길이다. 숲에서 얼마간 그냥 지내기만 해도 NK세포가 증가하고 면역력이 강화된다.

여덟째, 한가롭고 여유롭다.

이시형 박사
면역이 암을 이긴다

산에서는 언제나 여유만만이다. 등산 시합이 아닌 이상 오르막길을 바쁘게 가야 할 까닭이 없다. 있는 게 시간뿐인데 왜 서두르는가! 응급실에서 초를 다투며 간호해야 했던 응급환자가 있는 것도 아니다. 시간에 쫓기는 것만큼 악질적인 스트레스는 없다. 지금까지의 생활은 시간과의 싸움이었던 것 같다. 박사학위 논문 준비도 시간 싸움이었다. '시계를 바라보며 밤을 새워야 했던 그 숨 가쁜 시간들이 나를 죽음으로 몰아넣었구나.' 암이 아니었다면 오늘도 쫓기는 생활에 정신이 나갔을 것이다. 아, 이 여유로움, 이게 진정 사는 맛이 아닌가.

아홉째, 소모적인 교류를 피할 수 있다.

도심의 생활환경은 그 자체가 모두 스트레스다. 어느 순간도 긴장을 놓을 수 없다. 정신을 바짝 차려야 한다. 이런 상황에서 위장이 성할 리 없다. 소화도 안 되고 가벼운 염증이 재발, 수복이 반복되면서 위장벽이 상처를 입고 유전자변이 등 암의 과정이 착착 진행돼온 것이다. 거기다 임파구 감소로 면역력은 떨어지고 암에 걸리지 않을 수 없는 생태 조건이 갖춰진 것이다.

이상이 이 환자와의 대화 내용을 요약한 것이다. '암은 축복이다.' 환자가 이야기 도중 여러 차례 했던 말이다. 처음 이 말을 들었을 때는 의아했고 괜히 하는 소리라고도 생각했다. 하지만 대담이 진행되면서 환자가 진심이었다는 확신이 들었다. 암을 축복의 계기로 삼아 제2의 인생을 멋지게 살고 있는 그에게 축하의 박수를 보내지 않을 수 없다.

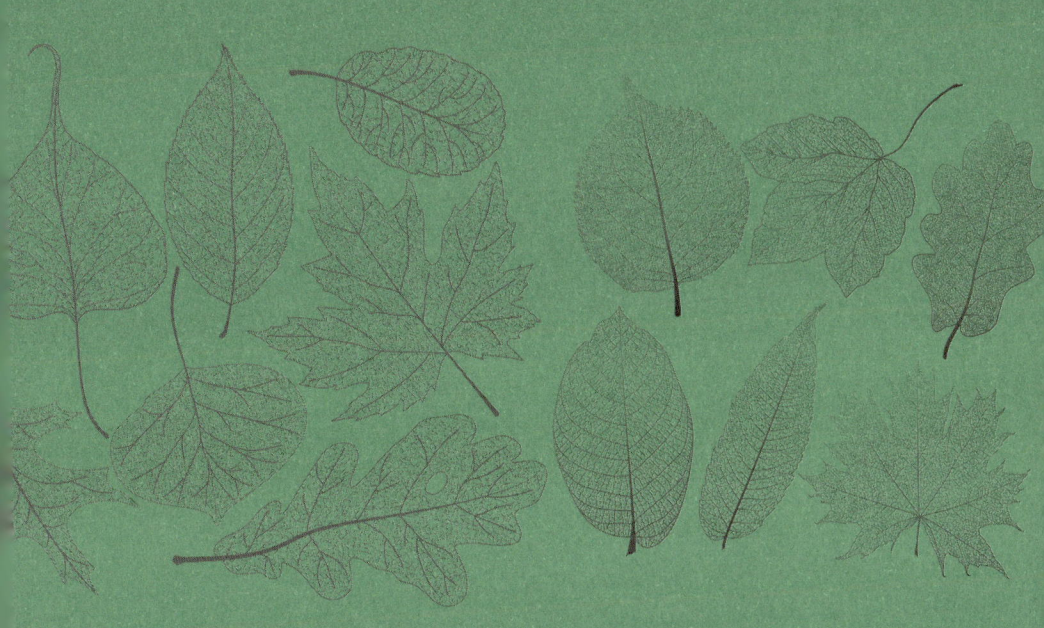

12

암이 주는 깨달음

암이 주는 깨달음

인생의 내공이 무르익다

차츰 밝혀지겠지만 난 대체로 무난한 남자다. 크게 모난 구석도 없고 운도 좋아서 임원으로 승진도 했다. 기업도 중소기업으로선 규모도 제법 크다. 종업원 300명, 한 번도 파업이 없었던 게 우리 회사의 자랑이다.

남매가 잘 자라 이젠 스스로 밥벌이는 할 만큼 되었다. 마누라는 덤덤하지만 살림도 알뜰히 잘한다. 걱정거리가 있다면 내 개인의 문제다. 비만, 술, 담배. 온갖 방법을 다 동원해 몇 번이나 시도했지만 허사였다. 실패할 때마다 웃고 넘겼지만 은근히 자존심도 상하고 솔직히 걱정은 되었다. 회사에서도 그게 제일 큰 걱정이었다. 다이어트, 금연, 절주, 이것만 성공하면 내 인생은 정말이지 성공적인 인생이었다.

그러던 어느 날 이윽고 올 게 왔다. 위암 2기. 청천벽력이었다. 가족들이 걱정할까봐 혼자 몰래 병원 치료를 받을 생각을 했다. 내시경 수술

전 크기를 줄이기 위해 항암제 투여가 시작되었다. 오심, 구토, 통증이 시간이 갈수록 점점 심해져 더 이상 가족에게 숨길 수 없는 상황이 됐다. 털어놓을 수밖에 없었다.

가족의 반응은 의외로 차분했다. 참 다행이다. 내 암을 잘 받아들이는구나. 우리는 큰 동요 없이 앞으로의 치료 계획을 의논할 수 있었다. 맏아들 녀석은 의사도 아니면서 아주 상세히 위암에 대한 강의를 했다. 뭔가 이상하다. 가족들은 이미 다 알고 있었던 것이다. 어쩐지 이상하더라니. 우리는 모두 웃었다. 언젠가는 알게 되려니 하고 가족 누구도 초조해하지 않았다. 맏아들은 병원에서 내 병상 기록까지 복사해 치료 계획에 대해 다른 병원에서 물어보는 등 그간 바쁘게 움직였다.

지금 주치의가 가장 좋겠다는 판단을 하고 가족들은 기다린 것이다. 애비의 착한 마음을 존중해서. 나도 가족도 참으로 차분하고 침착했다. 나의 이런 태도에 가족들은 깜짝 놀랐다고 한다. 암 진단을 받은 사람이 어쩌면 저렇게 태연할 수 있을까. 평소 어느 때나 다름이 없었다. '역시 우리 아버지구나.' 딸아이는 존경심을 느꼈다고 한다.

다른 암 가족에게서 볼 수 있는 반응과는 아주 다르다. 무엇보다 아버지의 의연한 자세가 놀랍다. 모든 걸 초월한 자세다. 산전수전 다 겪은 사람이 터득한 삶의 지혜랄까? 뭔가 인생 내공이 깊이 쌓인 분이다. 그 정도로 흔들릴 사람이 아닌 산 같은 사람이다. 암 선고, 항암제 치료, 무척 힘들었을 것이다. 하지만 그는 혼자 묵묵히 삭여냈다. 결코 흔들리지 않았다. 죽음에의 선언, 정말 고통스런 항암제의 부작용도 가족 몰래 의젓이 참아냈다.

인간으로서 그릇의 크기는 위기가 닥쳤을 때 비로소 가늠할 수 있다. 죽음의 선언만큼 더한 위기도 없다. 하지만 흔들림 없이 그는 냉정하게 잘 대처해냈다. 이건 정말이지 보통 사람으로선 감당해내기 어려운 큰 시련이다. 고질인 불면증이 암 선고 이후 점점 심해져 정신과에 나타난 그는 어느 구석 아픈 사람은 아니었다.

암 치료 방향은 합리적으로 잘된 것 같은데 문제는 항암제였다. 불면증과도 직접 관련이 있어서다. 오심, 구토, 통증으로 잠을 잘 수가 없고 체중이 줄고 밥맛도 없는데 그래도 항암제를 계속 투여해야 할 것인가. 주치의와 진지하게 의논해보길 권한다. 위장 등 장관에 미치는 항암제 효과는 기대에 못 미친다. 그리고 불면증만큼 암에 나쁜 건 없다.

'즐겁게' 원칙

성격이 좀 미련해서일까. 난 걱정을 크게 하지 않는다. 내가 걱정해서 좋아질 일이 아니라는 판단이 서면 깨끗이 접고 딴 일을 한다. 즐겁게 살아야 한다고 주치의는 강조한다. 그래서 내가 즐겁게 사는 건 아니다. 난 천성이 낙천적이라 항상 웃으며 산다. 병원에서는 '즐겁게!' 가 기본이라고 한다.

DNA는 즐거운 마음에서 시작한다. 이게 면역의 전부라 해도 과언이 아니다. 면역에 좋다는 걸 다 해도 내 기분이 좋지 않으면 아무 소용없다. 일단 기분이 좋아야 하고, 그런 다음 어떤 마음으로 어떻게 해야 할 것인가 해답이 나온다.

암 환자에게 '즐겁게' 라니? 언뜻 납득이 안 가는 소리다. 하지만 바로 암 환자이기 때문에 낫는다는 희망과 밝고 긍정적인 마음가짐을 갖는 게 중요하다. 이해인 수녀는 병원에 가는 날이면 소풍 가는 기분으로 설레며 간다고 한다. 암 치료에서 절대 금물은 절망과 포기다. 마음이 절망에 빠지면 시상하부뿐 아니라 뇌 전체가 캄캄한 절망의 늪으로 빠져든다. 치료에 대한 의욕도 사라진다. 병원 치료에도 지극히 소극적으로 변한다. 하라니까 한다는 식이다. 이렇게 되면 치료하는 의료진도, 간호하는 가족도 맥이 빠진다. 어쩌면 이들이 먼저 포기할지도 모른다. 환자가 치료에 전력투구하지 않는데 누가 하겠는가?

긍정적인 희망, 부정적인 절망을 가진 두 그룹의 치료 경과에 대한 연구가 많다. 어느 그룹에서 치료 결과가 좋을 것이냐는 불문가지다. 물론 이런 상태를 초래한 시발은 전두전야다. 여기서 모든 정보를 수집하고 자기 컨디션을 점검해본 결과 '안 되겠다' 싶은 판단이 서면 온 뇌가 부정적이고 절망적인 늪으로 빠져든다. 암보다 심각한 우울증에 빠질 수 있다. 이런 상태에서는 면역력의 활성도가 떨어지고 환자의 생각대로 암은 증식해 제어할 힘이 없어진다.

즐겁고 긍정적인 마음가짐이 얼마나 중요한지는 새삼 말할 것도 없다. 지금 자신이 받고 있는 치료가 최선이다. 한 치의 의심도 없어야 한다. 그래야 무슨 치료를 받든 그 효과가 100퍼센트 몸에서 발휘될 수 있다. '이게 될까' 하는 의심증이 발동하면 치료에 전력투구하지 않게 된다. 그 어떤 치료도 효과는 반감한다.

설령 진행 암으로 걷잡을 수 없이 커지는 경우라도 끝까지 품위를 지켜 마지막 정리를 잘 마무리해야 한다. 우리에겐 참으로 중요한 일, 죽는 일이 남아 있다.

아프면 더욱 절감하는 인간관계의 어려움

평소 생활에서도 가장 힘들고 상하기 쉬운 게 인간관계다. 가까운 가족이라고 예외가 아니다. 직장에서의 인간관계는 참으로 힘들다. 상사, 부하, 동료들 속에서 무심코 던진 한마디가 불씨가 돼 엄청난 사건으로 번지는 게 어디 한두 번인가. 별사람이 다 모여 있는 직장이요, 또 엄연한 위계질서가 있는 게 한국 사회다. 어느 하나 소홀하거나 격에 맞지 않는 언동을 하는 날에는 자칫 직장에서 쫓겨날 수도 있다. 그뿐인가. 거래처, 친구, 아는 사람 등 어느 하나 신경을 쓰지 않으면 안 될 관계다.

그런데 암으로 누워 있다고 해보자. 암으로 인한 고민도 문제지만 이건 치료자에게 맡기면 된다고 치자. 복잡하고 까다로운 대인 관계는 내 책임이다. 아무리 가벼운 암이라도 암인 이상 사람들이 나를 대하는 태도가 절대로 같을 수 없다.

병문안 오는 입장에서는 누구나 나를 위해 여러 가지 배려를 한다. 직장에서는 복귀하면 좀 여유가 있는 곳으로 발령을 내겠다고 한다. 고맙기도 하지만 이 역시 차별이다. 나를 그전처럼 보고 있지 않다는 결정적 증거다. 여기서 생각은 두 갈래로 나뉜다. 최악의 경우 '벌써 나를 차별하는구나' 하고 은근히 화가 난다. 무시당했다. 필요 없는 존재가 됐다는 소외감. 이러다 정리해고라도 되는 건 아닌가? 이게 최악의 경우다. 이런 마음이 면역 체계에 직격탄을 날린다.

반대로 이렇게 생각할 수는 없을까. 고맙다, 내가 그간 너무 신경 쓰고 고생한 게 병을 만들었으니 회사에서 응당한 대접을 하나 보다, 회사가 그렇게까지 신경을 써주고 나를 보호해주니 할 말이 없다고 말이다.

이 점에선 가족도 마찬가지다. 면회 오는 횟수가 줄어들수록 서운한 기분이 든다. 내가 지금까지 가족을 위해 어떻게 했는데, 나를 이렇게 대접하다니! 괘씸한 생각이 든다. 화가 난다. 나를 벌써 무시한다. 이런 부정적 마음씨가 자라 피해의식으로까지 발전하면 큰일이다. 반대로 이렇게 생각할 수도 있지 않을까? 내가 벌이를 못 하니 가족들이 더 열심히 일하느라 면회 올 시간이 없나 보다. 고맙고 미안하다. 걱정 마. 나도 곧 완쾌될 거야.

어느 쪽으로 생각하느냐는 나의 자유요, 선택이다. 하지만 잘못 선택하면 그 길이 암에겐 승리를, 내 인생에는 패배를 안기는 길이다. 이걸 알면서 마음은 늘 왔다 갔다 한다.

고민 없는 사람도 있나?

오랜만에 이 박사를 찾았다. 그간의 경과도 말씀을 드려야겠고 또 회사에서 작은 문제가 생겼다. 한직으로 발령이 났다. 걱정은 했지만 막상 발령을 받고 보니 영 기분이 착잡해서 견딜 수 없었다. 아무리 좋게 생각하려 해도 할 수가 없었다. 나를 이렇게 대접하는 게 아닌데, 이 생각이 떠나지 않았다.

이 박사의 말은 언제나 간단명료했다.

"당신이 건강할 때를 생각해보라. 어느 순간에도 고민과 걱정거리 없던 때가 있었던가. 물론 지금은 암이라는 큰 걱정거리를 안고 있으니 마음이 더 무겁고 복잡할 수는 있다. 그러나 세상을 살면서 고민거리 없는 사람은 없다. 세상살이 자체가 번민이요, 고민이다."

문제는 앓아누운 환자에겐 이런 고민이 증가, 증폭한다는 사실이다. 건강하게 돌아다닐 땐 그 정도쯤 고민거리가 될 수도 없었지만 지금은 문제다. 별것 아닌 일로 끙끙거리고 있는 자신을 발견하고 웃을 수도 있다. 그렇다. 크게 웃어보자. 생각할수록 어이없다. 어이없는 웃음은 대단한 치유력을 발휘한다. 웃고 넘길 수 있기 때문이다. 그만한 일로 신경을 쓰고 며칠 잠도 못 잔 걸 생각하니 웃음이 절로 나온다.

이처럼 앓아누운 환자는 작은 걱정도 증폭시키는 경향이 있다. 건강할 때는 웃어넘길 수 있는 일도 지금은 그럴 여유가 없다. 특히 부정적인 일에는 그런 경향이 더하다. 그만큼 자신이 없다는 증거다.

"얼굴이 많이 상했네. 잘 먹어! 잘 먹어야 암과 싸울 힘이 생기지."

그 녀석 아니고도 이런 말 하는 사람이 한둘이 아니다. 하지만 녀석의 충고는 다르다. 평소 내게 질투를 느껴온 녀석이라 속으로 고소한 생각이 들지 모른다. 괘씸한 녀석. 화가 치민다. 옆에 있으면 당장 한 대 갈기고 싶다.

이것만이 아니다. 이것저것 생각하니 분통 터질 일이 한둘이 아니다. 잠도 안 오고 이 생각 저 생각에 머리가 터질 것 같다. 한데 이 많은 생각들이 왜 하나같이 걱정거리고 고민거리냐 말이다. 이것들이 귀신같이 달라붙어 괴롭히고 있으니 치료가 제대로 될 리 없다. 마음을 밝게 긍정적으로 가지라는데! 온통 검은 마음들뿐이다. 이래서야 시상하부 기능들이 제대로 돌아갈 리도 없다.

더 이상 이렇게 갈 수 없다. 하나씩 해결해나가야 한다. 실타래처럼 얽혀 어디서부터 손을 대야 할지 막막하다. 하지만 모든 일에는 시작이 있고 끝이 있다. 하나씩 해결하도록 하자. 고민의 실체를 정확히 보자. 어쩌면 그건 처음부터 고민거리가 될 수도 없는 게 뻥튀기가 되어 마치 괴물처럼 내 마음을 덮치고 있었던 것이다.

책상 정리를 생각해보자. 한 번에 다할 생각을 하지 말자. 우선 책상에 널린 책부터 정리해보자. 100퍼센트가 아니라 30퍼센트만 치워놓아도 마음이 한결 가벼워진다. 마음속의 검은 구름도 하나씩 따져보면 별것 아니다. 어느 노련한 정신분석의가 한 말이 생각난다. "불안이 없어질 때는 불안이 현실로 될 때다."

실체도 없는 불안에 휩싸였다간 암이 아니라 고민 때문에 죽을 것이다. 아프면 약해지고 불안은 용케 그 속을 파고든다. 다 풀려고 생각하지 마라. 우선 한 30퍼센트만 풀어놓아도 한결 가벼워진다. 누워 잠이 안 오면 누구나 오만 가지 생각이 떠오르는 법이다. 그중엔 좋은 것도 많지만 아파 누울 때는 불행히 고민거리만 생각난다는 게 다른 점이다.

암을 앓으면 철학자가 된다

이 박사가 그린 문인화에는 참 재미있는 글귀가 많다. 철학적이면서 교훈적인 내용이어서 깊은 성찰을 하게 된다.

이시형 박사
면역이 암을 이긴다

'사랑을 앓고 나면 시인이 되고 암을 앓고 나면 철학자가 된다.'

이것도 그가 한 말이다. 그는 암을 앓고 난 사람은 인생에 깊은 내공이 쌓여 산 같은 사람이 된다는 이야기를 했다. 암을 앓으면 아무래도 행동이 제한된다. 자연히 생각하는 시간이 많아진다. 암이라는 죽음을 직면한 사람의 생각이 우리가 일상생활에서 하는 생각과 같을 수 없다. 지금껏 살아온 인생에서 한 번도 해보지 못한 새로운 경험, 새로운 생각이다. 괴로운 고민도 있고 걱정도 많을 것이다. 두렵기도 하고. 하지만 마냥 그 가시방석에 앉아 뭉개지는 않는다. 인간이 그렇게 미련하지는 않다. 그 잠 못 이루는 형극의 틀을 넘어 피안彼岸의 세계로 든다. 자기 인생을 돌아보게 된다. 철학자가 된다. 철학이 별건가. 자기 머리로 자기 인생을 생각하는 게 곧 철학이다. 인생을 보다 아름답고 의미 있게 잘살려고 하는 생각이 곧 철학이다. 어쩌면 이게 암 투병 생활에서 얻는 귀중한 축복일지 모른다.

바쁜 일상에서는 이런 생각을 해볼 여유가 없다. 하루를 쫓겨 사는 형편에 무슨 인생 타령이랴. 흐르는 세월의 물결에 잠기지 않으려고 허겁지겁 바쁘게 달려야 했다. 이것이야말로 긴급 상황이다. 우물쭈물하다간 세월에 잡힌다. 언제 우리가 차분히 서서 자기 인생을 바라본 적이 있던가. 내가 사는 모습을 상상조차 해본 적이 없다.

오히려 안 보길 다행이다. 오직 '산다'는 데 쫓겨 허우적대는 내 모습에 연민의 정을 느끼게 될지도 모른다. 그래서였을까. 자기 사는 모습을 보기가 두려워서였을까. 우리는 마냥 앞만 보고 달리기만 했다.

끝없는 인생 여정을! 어디까지, 언제까지라는 생각도 해본 적이 없다. 이 길은 영원의 길처럼 생각해왔다. 사람은 언젠가는 죽는다. 알고 있으면서 짐짓 안 그런 척하고 숨 가쁘게 달려오지 않았던가.

암! 덜컹, 숨을 멈추고 서야 한다. 첫 경험이다. 무엇보다 두렵다. 죽음이 눈앞에 아른거린다. 충격, 공포, 불안, 회의, 고통, 통증…. 이 힘든 고비를 넘기면서, 그리고 넘긴 후에도 암 체험은 우리를 깊은 사색의 숲으로 밀어 넣는다. 무엇보다 인생에는 한계가 있다는 걸 확실히 알게 된다. 인생이 무한대로 있는 게 아니고 끝이 있다는 걸 알게 되는 순간 충격이기도 하면서 내 인생에 큰 변화의 전기가 시작된다.

남은 귀중한 시간을 어떻게 보낼 것인가. 한 번도 진지하게 생각해본 적이 없는 물음이다. 그러나 해야 할 질문이요, 답해야 할 책임이 있다. 이것은 내 삶에 대한 의무이자 사명이다. 암을 앓으면 우리는 누구나 이렇게 철학가가 되어간다. 암은 우리에게 여러 가지 신체적 상처와 손실을 가져다준다. 정신적 상처도 물론이다. 하지만 앞으로 어떻게 살까를 진지하게 생각하게 해준 계기가 된다.

그리고 그 후 우리 인생은 완전히 달라질 것이다.

비움과 버림

우리는 태어난 이래 오늘까지 오직 채우는 데만 여념이 없었다. 큰 창

이시형 박사
면역이 암을 이긴다

고를 지어놓고 여길 채우려고 전력투구했다. 문제는 이 창고다. 마술을 부리는지 채울수록 자꾸 더 커진다. 채울수록 모자란다. 그럴수록 우리는 더 채우려고 밤낮을 가리지 않았다. 궁할 때는 몹쓸 짓도 했다. 꺼림칙하다. 전화라도 오면 가슴이 덜컹 내려앉는다. 잠도 없다. 도대체 숨 돌릴 여유도 없는 강행군이다.

몸에서는 비상사태라고 계속 경고가 울리는데도 창고 채우기에만 바쁜 우리는 그 소리를 듣지 못한다. 어쩌다 들려도 무시한다. 이것 끝내놓고 먹지, 이것까지 하고 쉬지, 자지…. 생명의 아우성마저 무시한 채 강행군이다.

그러던 어느 날, 암. 청천벽력이다. 이젠 어쩔 수 없다. 편치 않은 휴식을 할 수밖에 없다. 생명의 소리를 듣지 않으니 몸이 말을 듣게 만들 수밖에 없다. 투병 생활은 동적인 나에겐 지옥이었다. 더구나 죽음의 공포까지 엄습하고 보니 처음 얼마 동안은 믿을 수가 없었다. 차츰 정신이 들면서 내 삶을 돌아보게 된다. 무리한 탓이구나, 무리도 보통이 아니다. 살인적인 무리다. 돌연사하지 않은 것만도 다행이다.

이제야 내 창고의 비밀을 터득하게 된다. 채울수록 커진다는 것, 창고를 줄여야겠다. 나누고 베푸는 삶이 시작되었다. 꿈에도 생각해본 적이 없는 일이다. 주면 그만큼 창고는 비워진다. '맨손의 새가 자유롭게 난다.' 이 박사가 그린 문인화에 있는 글이다.

헌 옷가지 하나도 움켜쥐고 벌벌 떨기만 했다. 그 많은 걸 다 쥐고 가려니 걸음걸이가 가벼울 수 없다. 도둑 걱정에 잠을 잘 수 없다. 담장

> 맨손의 새는
> 자유로이 난다
> 이시형

을 높이고 철조망에 CCTV, 경비원…. 그래도 안심이 안 된다.
아! 이게 내 병을 만들었구나. 나는 진심으로 느끼기 시작했다. 암을 앞에 두고 무슨 지위며 명예랴. 그 알량한 지방의원 한자리 하려고 온갖 짓을 하고 돌아다닌 나 자신이 부끄럽고 창피했다. 허영심, 질투, 미움…. 이게 정말 내게 중요한 건가. 생각할수록 다 버려야 할 것들이다. 이런 것들이 내 병을 만들었구나. 나는 몇 번이고 무릎을 쳤다. 버리고 나니 몸도 마음도 가벼워진다. 비움과 버림, 그게 내 마음을 이렇게 풍요롭게 만드는 줄 몰랐다. 나는 지금 모든 걸 다 내려놓고 산속 작은 오두막에서 풍요로운 삶을 살고 있다. 위암도 완쾌다!

이시형 박사
면역이 암을 이긴다

진실은 언제나 통한다

보기 드문 테너의 탄생으로 유럽 오페라계가 술렁이고 있었다. 주인공은 배재철, 한국인으로선 드물게 리리코 음역을 완벽하게 소화해 낸 세기의 테너였다. 인기가 치솟아 일본에서도 출연 요청이 왔다. 바쁜 스케줄에도 일본을 찾았으나 극장 주인부터 냉대였다. 겨우 섭외한 게 한국인이냐고 핀잔이다. 하지만 젊은 매니저는 배재철의 진가를 믿고 있다. 막이 오르자 반신반의했던 일본 청중이 완전 감동해 기립 박수로 열렬히 환호했다. 그의 인기는 세계 오페라계를 뒤흔들었다.

아! 하지만 이게 무슨 일인가. 갑상선암. 그것도 깊이 침습해 근처 조직은 물론 성대까지 전이된 상태였다. 수술은 끝났지만 그는 성대도 잃고 화려한 목소리도 잃었다. 젊은 아내와 아이의 생계마저 위협을 받게 됐다. 질투 많은 오페라계의 무대 뒤에서는 쾌재를 부르고 있었다.

절망에 빠진 그를 찾아온 건 지난번 일본으로 초청한 젊은 매니저였다. 일본에서 성대 수술 전문가를 찾았다. 그는 자신 없다고 거절했다. 하지만 안 돼도 좋으니 해달라, 당신밖에 없다고 애원했다. 겨우 수술이 시작됐고 음성 확인을 위해 국소마취로 진행됐다.

"아 하고 소리를 내보세요." "아!" 기적같이 옛날 목소리가 되살아나왔다. 수술은 성공적으로 끝났지만 물론 그의 옛날 목소리는 아니었다. 80퍼센트까지는 회복될 거라고 했다. 그것으로나마 무대에 서야 한다. 그게 그를 아껴준 애호가들에 대한 예의요, 가수로서 지켜야 할 진실이다.

영화 〈더 테너: 리리코 스핀토〉에서는 진실이라는 말이 자주 나온다. 누가 시기 질투를 하고 온갖 비방을 하고 돌아다녀도 목소리는 진실을 말한다. 비록 옛날 목소리는 아니어도 최선을 다해 진실을 토해내면 청중도 공감할 것이라는 믿음으로 그는 피를 토하며 재활에 전심전력을 다했다. 일본의 젊은 매니저는 그만하면 됐다고 무대를 열기로 한다. 아직 자신은 없지만 모두들 흥분에 들떠 있었다. 한데 이건 또 무슨 변인가. 횡격막 신경이 마비돼 한쪽 폐가 위축, 길게 소리를 빼낼 수 없다는 게 확인됐다. 흥분은 잠시 다시 절망의 늪으로 빠져든다.

하지만 매니저는 그런대로 좋다, 진실은 통한다고 밀어붙인다. 드디어 막이 올랐다. 그는 제일 끝 순서였다. 한데 막상 주인공이 나타나지 않는다. 하나둘 공연이 진행되고 그의 순서가 다가오고 있는데 그림자도 보이지 않는다. 스태프도 가족도 몸이 달아오른다. 드디어 마지막 곡이 끝날 무렵 초췌한 모습으로 그가 무대 뒤에 나타난다. 사람들이 퇴장하기 시작한다. 스태프들이 그의 등장을 알리면서 말려봤지만 허사였다. 무대 불도 꺼졌다. 그는 아내가 정성껏 준비한 옷으로 갈아입고 무대에 선다. 조명도 오케스트라도 없는 텅 빈 무대. 하지만 그는 목청을 가다듬어 〈어메이징 그레이스〉를 부르기 시작한다. 조용하면서 장중한 목소리였다.

1절이 끝나고 2절을 부르는데 그만 목소리가 막히고 만다. 한데 이게 웬일인가. 조용한 합창이 하늘에서 그의 노래를 이어간다. 무대 불이 켜지고 떠났던 오케스트라가 다시 돌아오고 그의 목소리도 새로 살아났다. 하늘에서 들려온 합창은 객석의 청중이 불렀던 것이다. 끝나자 우레와 같은 기립 박수가 터진다. 이 장면에서 누구 하나 울지 않는 사람이 없는, 참으로 감동적인 영화였다.

암 이야기를 하면서 영화 이야기를 한 이유가 여기 있다. 진실은 통한다는 것이다. 배재철은 비록 전성기와는 다르지만 지금도 상한 목소리로 청중들을 감동시키고 있다. 이제 그는 최상의 테너가 아니다. 그러나 그의 감동적인 스토리를 아는 청중은 그의 진실한 자세에 감동하는 것이다. 그는 내게도 좋은 힐링 선물을 안겨주었다. 감동의 눈물만큼 암에 좋은 묘약은 없다.

이튿날 그가 직접 무대에 섰다. 사연을 아는 청중이 열렬한 박수로 맞이했다. 여느 음악회와는 전혀 다른, 처음부터 감동의 무대였다. 열 곡은 족히 불렀다. 그리고 앙코르 곡으로 부른 〈아리랑〉은 한 많은 그의 정서와 함께 온 무대를 눈물로 적셔놓았다. 끝으로 부른 〈어메이징 그레이스〉. 영화 장면이 생각나서인지 청중은 모두 아슬아슬 가슴을 조여야 했다.

무사히 끝났다. 안도의 숨과 함께 열렬한 박수, 그리고 등장한 일본의 젊은 매니저. 그들의 뜨거운 우정에도 감동과 환호의 박수가 끊이지 않았다. 참으로 아름답고 행복한 밤이었다. 나는 처음부터 끝까지 울기만 하느라 노래도 잘 들리지 않았다.

자신의 위대함을 발견하다

 표준 치료가 끝날 즈음 환자들의 몰골은 형편없이 망가진다. 이때는 대개 외부 사람들과 접촉을 피한다. 머리카락이 빠진 수척한 얼굴은 누가 봐도 고약한 만성병을 앓다 나은 사람이다. 암 환자는 치료 전에도 얼굴에 나타난다. 의사들은 'cancer face'라고 부른다. 얼굴만 봐도 그 독특한 색조의 변화 등으로 진단이 붙는다. 진료실에 들어오는 순간 섬뜩한 기분이 든다는 게 노련한 의사들의 시진視診이다.
 표준 치료가 시작된다. 하루가 다르게 환자들은 수척해진다. 이럴 때 받는 환자들의 신체적 고통, 정신적 스트레스는 말로 표현하기 힘들다. 표준 치료는 어느 걸 받아도 하나같이 힘들다. 오심, 구토, 통증에 밥도 못 먹고 잠도 안 온다. 이대로 죽는 게 아닌가 하는 현실적인 공포로 치를 떤다. 이 고통이 얼마나 갈까. 내가 과연 견뎌낼 수 있을까. 실제로 환자들은 치료 고통이 너무 심해 잠시 치료를 중단하고 휴식을 취하기도 한다. 아주 중단하는 경우도 물론 있다. 이 과정에서 주치의와 갈등이 생기기도 한다. 하지만 결국은 의사의 고집대로 진료를 끝낸다.

긴 숨이 절로 나온다. 한데 환자 몰골이 말이 아니다. 하지만 시간이 지나면 차츰 그전 모습으로 돌아온다. 참 신기하다. 치료 도중에 보였던 그 모습과는 완전히 다르다. 이게 인간이 가진 위대한 복원력이다. 상처가 났는데 별다른 치료 없이 그대로 두어도 절로 낫는다. 나중엔 상처 자국도 없이 깨끗이 원상 복구된다. 이것이 인간에게 주어진 자연치유력의 위대한 힘이다.

참으로 힘겹고 고통스런 시련이다. 죽음과의 사투死鬪만큼 치열한 싸움이 어디 있을까. 암과 싸우지 말라고 충고한 원로 의사가 있긴 하지만 이게 싸움이 아니면 무엇이란 말인가. 좌절하거나 포기하면 그로서 삶이 끝날 수도 있는 치열한 싸움이다. 그것을 이겨냈다. 위대한 승리의 쟁취다. 목숨이 걸린 싸움에서 승리한 것보다 더 귀중한 게 또 있을까. 병을 앓기 전이라고 인생이 무사 평탄할 수 없는 법, 크고 작은 시련이 파도처럼 닥쳐왔다. 때론 약해지기도 했다. 그만 포기할까 싶은 생각이 든 적이 어디 한두 번인가. 생각할수록 참으로 험하고 힘든 삶을 살아온 여정이었다.

하지만 그 어떤 시련이나 고통도 암과의 사투에 비할 순 없다. 돌이켜 생각하니 지난날의 크고 작은 갈등이나 고민은 참으로 하찮은 것들이었구나 하는 생각을 금할 수 없다. 앞으로 다가올 것도 무엇이 다를까. 이런 생각이 드니 세상에 두려울 것이 없다. 암과의 싸움, 참으로 힘든 체험이지만 소중하고 값진 체험이다.

고약한 생활습관이 사라지다

술, 담배, 비만. 아직 병적인 수준은 아니지만 언젠가는 해결해야 할 긴급 과제들이다. 계기가 있을 때마다 결심한다. 새해 소원이나 맹세도 어디 한두 번인가. 해야 하는 줄 알지만 실천이 안 된다. 모든 게 작심삼일, 그만 마음이 약해진다. 그러곤 옛날 버릇대로 돌아간다. 사회적으로 제법 성공적인 생활을 해왔다고 자부한다. 맨손으로 이만큼 일구었으면 운도 좋았지만 노력도 열심히 한 결과라고 자평한다. 인간관계도 좋다. 특별히 나를 나쁜 놈이라고 욕하는 사람도 없고 가족관계도 원만하다. 남매도 잘 자라 모두 제 힘으로 취업했고 한 번도 애먹인 적이 없다.

딱 한 가지, 내 건강에 관한 실천이 문제다. 아이들도 그렇고 마누라도 은근히 걱정하는 줄 뻔히 알면서 이게 안 된다. 운동이라야 겨우 손님한테 끌려 나가 한 달에 한두 번 골프를 치는 게 고작이다. 천성적으로 게으른 사람은 아닌데 건강에 좋다는 것만은 도대체 '계속'이 안 된다. 온갖 운동 기구, 회원권이 방 한가득이다.

그러던 어느 날 회사 검진에서 위암 2기라는 진단을 받았다. 정신이 번쩍 든다. 올 게 왔구나 싶었다. 암은 느슨한 생활습관에서 온다는데 나야말로 강력한 후보자였다.

처음 얼마간 항암제를 써 크기를 줄여야 내시경 수술이 가능하다고 했다. 힘든 과정이었다. 병원에서 가끔 만나는 다른 환자들은 잘 견디는 것 같은데 내 경우는 달랐다. 부작용이 너무 심각했다. 그래도 잘 건뎌냈다. 한데 끝이 없다. 처음 2~3개월 하던 게 자꾸 길어진다. 그럴수록 더 힘들어진다. 암 덩어리가 제법 큰 모양이다. 주치의는 아무래도 위를 절단해야겠다고 한다. 전문가 판단이 그렇다면 따라야지. 수술은 간단히 끝났다. 아랫부분을 반은 더 잘라낸 모양이었다. 수술 뒤 마무리가 만만치 않다. 굶은 지 며칠 됐는데도 먹일 생각조차 않는다. 아픈 데를 잘라냈으면 아프기라도 덜해야 할 텐데 점점 더 심해지는 것 같다. 수술이 잘못됐나? 재수술하자는 소리를 안 듣는 것만으로 다행이다.

말을 쉽게 했지만 여기까지가 내겐 죽는 것만큼이나 힘들었다는 걸 고백하지 않을 수 없다. 드디어 먹어도 좋다는 허락이 떨어졌다. 죽지는 않을 모양이다. 안심이 되었다. 한데 예방으로 맞아야 한다는 항암제가 죽을 맛이었다. 이윽고 퇴원. 체중을 달아보니 98킬로그램에서 85킬로그램이 됐다. 몸이 가볍고 날씬해졌다. 그뿐인가. 그간 술, 담배는 생각조차 안 났던 게 나로선 신기하고 믿을 수 없는 일이었다. 암 공포 때문에 감히 생각조차 못 했을 것이다. 덕분에 비만, 술, 담배의 3대 고질병이 흔적 없이 사라졌다. 고맙다. 무섭고 아팠던 게 공짜가 아니었다. 암을 앓은 선물이다.

인간력을 기른다는 것

인간력이라는 말을 어떻게 정의할 것인지 얼른 떠오르지 않는다. 그런데도 왜 이 말을 썼느냐 하면 내가 쓰고자 하는 일을 달리 표현할 적절한 말이 없어서다. 내가 생각하는 인간력은 '인간으로서 마땅히 해야 할 일을 수행할 수 있는 능력'을 말한다.

우선 인간으로서 마땅히 해야 할 일이라면 무엇보다 가치관이 올바르고 반듯해야 한다. 그런 다음 그 올바른 가치관에 따라 올바른 일을 할 수 있는 능력이 있어야 한다. 사랑, 우정, 평화, 정의, 정직 등은 만고불변의 핵심적 가치관 core value 이다. 인간이 무슨 일을 하든 핵심적 가치관을 벗어나는 일을 해선 안 된다. 이건 어느 시대, 어느 상황에서도 변치 않는 가치관이다. 그러나 이걸 우리의 일상생활에서 실천하기란 쉽지 않다. 상당한 용기와 실행에 옮길 수 있는 구체적 힘이 있어야 한다. 이게 인간력이다.

인간으로 태어난 이상 인간답게 살자는 것이다. 요즘 하도 세상이 혼란스러워 짐승만도 못한 인간들이 인간의 탈을 쓰고 다닌다. 인간으로서 마땅히 해야 할 일을 외면하거나 올바른 가치관에 어긋난 짓을 하면 당장 양심에 가책이 온다. 인간으로서 지켜야 할 가장 기본적인 것이어서 즉각적인 양심의 가책 반응이 온다. 이것만큼 괴로운 일도 없다. 이보다 더한 스트레스도 없다. 인간 최고의 사령부 전두전야가 편할 수 없다. 괴로운 파장이 계속 시상하부를 괴롭히고 여기

이시형 박사
면역이 암을 이긴다

에 부담이 가면 결국 면역 체계가 무너진다.

　인간답게 살아야 한다. 뉴스를 지켜보노라면 끔찍한 사건들이 시야를 더럽힌다. 인간으로 태어나 어찌 저럴 수가. 하늘을 우러러 한 점 부끄럼 없는 생활, 이게 건강에 이르는 길이다.

　그리고 암은 인간력을 키우는 데 큰 공헌을 한다. 지난날을 돌아보면 인간력은 나이가 들면서 조금씩 꾸준히 커가는 것이 아니고 어떤 사건을 계기로 대나무 마디처럼 하룻밤에 쑥 자라난다는 걸 느낄 수 있다. 인간이 심각한 상황을 만났을 때 그의 인간력이 말을 한다. 암으로부터 달아날 수는 없다. 한 인간으로서 부딪쳐야 한다. 주위의 도움도 받겠지만 자기의 병과 대하는 건 결국 자기다. 사회적 지위나 부귀와는 아무런 관계가 없다. 백만장자도 암 앞에서는 한 인간일 뿐이다. 누구도 대신 앓아줄 사람은 없다.

　우리는 알고 있다. 사방이 막혀 있어도 하늘은 언제나 열려 있다는 것을. 위를 보라. 태양을 향해 달려라. 암이 될지 그렇지 않을지는 우리 스스로 조절할 순 없다. 그러나 암이 되었을 때 어떻게 대처할 것인가는 자기 컨트롤이다. 그게 인간력이다.

색스 교수 이야기

얼마 전 〈뉴욕타임스〉에 실린 기사다. 뉴욕대학교 신경학 교수의 이야기다. 그는 10년 전 아주 드문, 눈에 생기는 악성 암을 앓다가 결국 실명했다. 하지만 암도 그의 연구열을 꺾진 못했다. 책을 몇 권 쓰고 자서전도 쓰며 행복하고 충실한 나날을 보냈다.

9년이 지난 어느 날 아주 드물게 안구 암이 간에 전이돼 손을 쓸 수가 없게 되었다. 물론 두렵기도 했다. 하지만 그는 80세까지 건강하게 지낼 수 있었던 점이 행운이오, 축복이었다고 말했다. 이제 남은 몇 달을 어떻게 살아야 할 것인가. 그는 아무런 망설임이 없었다. 지금처럼 열심히, 가장 멋지게, 화려하게 생산적으로 살 것이다.

그는 살아 있는 순간순간이 진지하게 다가왔다고 했다. 글도 계속 쓰고 짧은 여행도 다녀왔다. 그는 사랑을 받았다. 사랑을 했다. 친구들에게도 감사의 말을 잊지 않았다. 그러면서 사회와 동떨어져 자기 생활만 한 건 아니다. 중동 문제, 지구 온난화, 불평등의 문제를 고민했다. 누구나 죽으면 그 자리를 메울 사람은 없다. 죽는 날까지 그 자리를 메우기 위해 열심히 살아야 한다.

아름다운 우주에 태어난 걸 감사하며 올리버 색스Oliver Sacks는 2015년 8월 30일 생을 마쳤다.

에필로그
삶의 목표를 정하라

인생의 목적을 이야기하려는 건 아니다. 이건 철학적인 숙제다. 그래서일까, 누구도 인생의 목적은 무엇이라고 정의 내리지 못했다. 내가 여기서 에필로그를 대신해 이야기하려는 건 인생의 목표다. 조금 큰 이상적이고 원대한 목표라도 좋다. 목표가 정해지면 그 방향으로 가도록 온 힘을 쏟게 된다. 물론 그 목표는 개인의 만족이나 행복을 추구하는 저차원은 아니다. 인류 사회의 복지를 위한 건전한 목표여야 한다.

나는 수년 전부터 건강 강의는 물론이고 건강 관련 서적에서도 건전한 인생의 목표 선정이 건강에 무엇보다 필수 조건이라고 강조해왔다. 이건 순전히 내 경험에서 나온 결론이다. 내 인생의 목표는 인류가 질병에 걸리지 않도록 돕고 보다 나은 삶을 영위할 수 있게 내 한 몸을 바치겠다는 것이다.

쉬운 과제는 아니다. 국가가 국력을 동원해도 잘 안 되는 일이다. 그걸 한 개인인 내가 하겠다는 건 망상에 가까운 일이다. 그러나 의사로서, 사회정신과를 공부한 전문인으로서 내가 할 수 있는 일을 해야겠다고 다짐했다. 그 험난한 목표를 향해 간다는 게 얼마나 힘든 일인지 내 삶을 돌아보면 안다. 난 지금도 새벽 4시 30분이면 일어나 강연, 원고, 독서, 상담, 회의, 출장 등 참으로 정신없는 하루를 보낸다. 휴일도, 휴가도 없는 강행군이다. 그런데도 별 탈이 없다.

내가 인생의 목표를 정한 건 제법 나이가 든 50세 전후였다. 그날 이후 감기 몸살 한 번 앓은 적이 없다. 내가 생각해도 신기하다. 하지만 삶의 목표가 무엇인가. 다른 사람의 건강을 챙기려면 내가 건강해야 한다. 내 삶의 목표 달성을 위해서는 아파도 안 되고 늙어서도, 죽어서도 안 된다. 또 그럴 여유도 내겐 없다.

난 이 점을 사람들에게 강조한다. 자랑 같지만 이건 사실이다. 그래야 건강하다는 게 내 경험이다. 한데 참으로 놀랍게도 최근 면역이나 유전에 관한 보고서를 읽노라면 삶의 목표 설정이 우리 건강에 필수라는 사실을 여러 학자들이 강조하고 있다. 그리고 그래야 할 의학적 논거가 자세히 기술되어 있다는 데 놀라움을 금할 수 없다. 건전한 목표가 설정되면 뇌뿐 아니라 온몸의 세포 하나하나가, 유전자까지 그 방향으로 움직인다는 사실이다. 이를 유전자의 '자동유도장치'라 부른다. 설정된 목표를 향해 유전자가 그 방향으로 작동해나

간다는 말이다. 나 자신의 경험에서 얻은 지혜와 지식을 최신 의학이 증명해낸 것이다.

거창한 인생의 목적이나 철학적 사색의 결론이 아니다. 삶의 궁극적 의미를 생각하노라면 절로 해답이 나온다. 늙은 개가 뒤뜰 헛간에서 죽어가듯 내 인생 또한 그럴 수는 없지 않은가. 태어난 것도 내 선택이 아니요, 언제 죽을지도 내 선택이 아닌 운명이다. 하지만 살아 있는 이상 뭔가 의미 있는 일을 하고 가야 할 것이 아닌가.

이야기가 어렵게 흘러간 것 같지만 결론은 간단하다. 건강하고 장수하려면 스스로가 정한 높고 숭고한 목표를 향해 그 길로 매진하면 된다.

참고문헌

《세로토닌하라》
《의사가 권하고 건축가가 짓다》
《이시형처럼 살아라》
《뇌력혁명》

이시형 박사
면역이 암을 이긴다

제1판 1쇄 발행 | 2017년 3월 31일
제1판 13쇄 발행 | 2025년 9월 23일

지은이 | 이시형
펴낸이 | 하영춘
펴낸곳 | 한국경제신문 한경BP
출판본부장 | 이선정
편집주간 | 김동욱
책임편집 | 마현숙
교정교열 | 김순영
저작권 | 백상아
홍보마케팅 | 김규형 · 서은실 · 이여진 · 박도현
디자인 | 이승욱 · 권석중
본문디자인 | 디자인 현

주소 | 서울특별시 중구 청파로 463
기획출판팀 | 02-360-4556, 4584
홍보마케팅부 | 02-360-4595, 456 FAX | 02-360-4837
H | http://bp.hankyung.com E | bp@hankyung.com
F | www.facebook.com/hankyungbp
등록 | 제 2-315(1967. 5. 15)

ISBN 978-89-475-4190-9 13510

책값은 뒤표지에 있습니다.
잘못 만들어진 책은 구입처에서 바꿔드립니다.